U0017718

能量自癒

哈佛醫學院教授推薦，
3 個步驟啟動身體自癒力，找出病痛真正根源，
恢復身心靈的健康與完整（最新版）

How to Heal Yourself When No One Else Can:
A Total Self-Healing Approach for Mind, Body, and Spirit

艾咪・B・謝爾（Amy B. Scher）著
朱浩一 譯

遠流出版公司

能量自癒

哈佛醫學院教授推薦，3 個步驟啟動身體自癒力，找出病痛真正根源，恢復身心靈的健康與完整（最新版）

How to Heal Yourself When No One Else Can:
A Total Self-Healing Approach for Mind, Body, and Spirit

作者　艾咪 · B · 謝爾（Amy B. Scher）
譯者　朱浩一
行銷企畫　劉妍伶
責任編輯　曾琬瑜
內文構成　賴姵伶
封面設計　周家瑤

發行人　王榮文
出版發行　遠流出版事業股份有限公司
地址　104005 臺北市中山區中山北路 1 段 11 號 13 樓
電話　02-2571-0297
傳真　02-2571-0197
郵撥　0189456-1
著作權顧問　蕭雄淋律師

2023 年 07 月 01 日　二版一刷
定價　平裝新台幣 380 元（如有缺頁或破損，請寄回更換）
有著作權 · 侵害必究 Printed in Taiwan
ISBN：978-626-361-098-9
遠流博識網 http://www.ylib.com E-mail: ylib@ylib.com

How to Heal Yourself When No One Else Can: a Total Self-Healing Approach for Body, and Spirit
Copyright © 2016 Amy B. Scher Published by Llewellyn Publications Woodbury, MN 55125 USA
www.llewellyn.com
Interior illustrations: Mary Ann Zapalac, except the Healing Tree on page 331 by Llewellyn Art Department
Complex Chinese Translation copyright © 2023 by Yuan-Liou Publishing Co., Ltd.
ALL RIGHTS RESERVED

國家圖書館出版品預行編目 (CIP) 資料

能量自癒：哈佛醫學院教授推薦，3 個步驟啟動身體自癒力，找出病痛真正根源，恢復身心靈的健康與完整（最新版）/ 艾咪 .B. · 謝爾 (Amy B. Scher) 著；朱浩一譯 . -- 二版 . -- 臺北市：遠流出版事業股份有限公司 , 2023.07
面；　公分
譯　自：How to heal yourself when no one else can : a total self-healing approach for mind, body, and spirit
ISBN 978-626-361-098-9(平裝)
1.CST: 另類療法 2.CST: 能量 3.CST: 健康法
418.995　　112005230

Contents

推薦序 生命是一段美好的旅程，奇蹟從你相信它開始發生！

《能量自癒》對於真正想自我療癒的人來說，這是一本精彩的書。它從深層次的自我檢測開始到自我修復。

在治療很多個案之後，我出版了兩本ＥＦＴ自我療癒的書，但我發現，大多數人不能即早意識到自己的身體和心靈如何被情緒消耗，看不到他們真正的問題，所以無法進入第二步——自我療癒。

人們通常要等到身體發出非常強烈的信號，如生病、破產或關係瓦解，才會採取行動來處理問題。而那幾乎就像沒有受過任何訓練的消防員，要去忽然爆發的火山救火一樣。人們開始得太晚，即使方法非常有效且具強力，但還是很難恢復健康或挽救關係。當然，亡羊補牢還是很重要，他們必須在下一次面臨身體挑戰，或下一個關係出現之前癒合，以免重複這個痛苦。

因此，《能量自癒》這本書幾乎像任何自我療癒方法的「前傳」。在書的前半部分，作者談到如何檢測哪些身體問題是由哪種情緒引起的，她將問答題改為選擇題，提供了很多建議來幫助人們進行檢測。對於不習慣面對情緒的人，這是進行一些初步自我診斷的好方法。

為了看看自我診斷是否正確，本書還介紹了一部分的能量醫學方法來進行自我能量測試。大衛·費恩斯坦、唐娜．伊頓、蓋瑞．克雷格都是我的老師。我完全相信他們的方法是有效的，他們的心念是純正的，他們的喜悅是自然的常態。

能量肌肉測試不僅可以幫助驗證「自我診斷」，還可以幫助我們在潛意識中找到更多隱藏的障礙。你可以使用本書中所描述的方法來檢視你的答案。

再看到「信念」這個部分。布魯斯．立普頓博士的《信念的力量》和《你的細胞的智慧》是非常有說服力的書。我上了他的課，發現他非常科學和有說服力。他讓我完全相信，是我們的信念塑造了我們的現實。因此，我們必須檢測到我們所擁有的信仰，是否導致我們創造我們目前的問題？我們必須找到它們並且重新編程，以擺脫那些用舊有的模式來看待事情。

一旦你發現真正的原因，你就可以開始釋放它們。

《能量自癒》所推薦的ＥＦＴ（Emotional Freedom Technique，情緒釋放技巧），我個人是這個方法的忠實信徒，是我自我清理和帶我的個案最常用使用的方法之一。如果你結合其他ＮＬＰ方法，回溯和 Sedona 方法，你可以快速清除肩上難以置信的負擔。

我無數次看到個案在幾個療程中明顯的蛻變——有些人的親密關係完全恢復；有的擺脫了一輩子的恐懼症；有的發現了他們的性欲和激情，如果加上 Psych-K® 平衡，有的將敵人變成合作夥伴；有些人在放棄希望時，發現了新的商機……

最重要的是，這些方法給你一個新的「頭腦」！你放下了一個阻止你、懲罰你、責備你、嚇唬你、限制你的「老頭腦」。這個新頭腦現在可以幫助你、支持你、給你勇氣和明智的建議，有著信心與愛心，滋養你，讓你感到安全且有自信。

對於聽覺型的人，《能量自癒》介紹了唱誦持咒。這種聲音療癒有其力量，操作簡單，無需使用手或任何儀器即可完成，可以單獨使用或與其他方法配合使用。

釋放後，存有更強大的嶄新信念來支持你是非常重要的。你也可以使用上述方法存有新的信念，本書會提供給你許多方法選擇。

不要被打垮了，嘗試是你的選擇，不是義務。許多人嘗試一些方法，找到一個他們最喜歡的方法持續下去，這樣也很好。

這不是一本你要快快讀過的書，也不是你邊看邊說：「嗯，有趣！」然後放下的書。而是一本手冊，你必須遵循步驟，體驗內容。

我喜歡書中的案例，讓讀者可以借用別人的經驗來看自己。

如果你已經準備好要改變自己的生活，不管是身體問題，關係問題還是財務問題，這是一本你可以去閱讀並開始去測驗的好書。但若你不瞭解某些部分，也不要沮喪，這是正常現象。

另外，許多部分其實是並沒辦法被理解，因為它們是需要被體驗的！

開始吧！你會非常感謝自己踏上這個快樂的旅程。在這次旅程中，你不僅會覺得更輕盈，還會注意到，周圍的人變得越來越好相處，關係開始改善，運氣也開始改善，你開始吸引你真正喜歡的人事物。

持續下去，生命會是一段美好的旅程，奇蹟從你相信它開始發生。是的，在你閱讀這段話的時候，奇蹟也正在發生。讓它發生吧！祝福你！

——EFT情緒釋放專家、生命火花講堂、《EFT情傷療癒，找到全新的自己》、《EFT情緒療癒——10分鐘情緒排毒敲打操》作者／林嘉瑗（Carol Lin）

推薦序　一切痊癒的力量都來自你裡面

艾咪．B．謝爾得了萊姆病，經過多種藥物、胚胎幹細胞療法與中醫治療之後，症狀雖有改善，但病情始終蠢蠢欲動，似將捲土重來。最後，艾咪想起一位醫師的提醒：「你有力量讓自己痊癒。」

於是，她將注意力由外在的症狀與各種醫療選擇，轉向自己的裡面；用能量的另類療法處理過去的心理創傷經驗、限制性的信念、不健康的思維模式與恐懼反應後，艾咪完全而且永遠地痊癒了。

許多疾病都是源自心理創傷與潛意識的信念。譬如，《療癒密碼》一書的作者亞歷山大．洛伊德認為，所有的癌症都與不原諒別人及自己有關。我個人則發現，所有的自體免疫疾病，可能都源於無法無條件地愛自己、接受自己；由於身心靈是一體的，當我們在心理厭憎自己、批評自己，肉體上的表現可能就是產生抗體與免疫細胞攻擊自己的身體。許多醫學上難解的、難以分類的疾病，可能都是心理創傷與潛意識的信念所造成，像是所謂的「自律神經失調」。

如果你在病痛中，使用能量的另類療法處理內在的創傷與信念，將使你的醫療更順利。如果你完全不信這些另類療法，而選擇全心全意地信任醫師、手術與藥物，別忘了，這個選擇與信任依舊是來自你裡面。也許你信靠上帝；但上帝無所不在，上帝就在你心裡，上帝透過你彰顯。因此，一切痊癒的力量都來自你裡面。

艾咪或許是位女同志，曾受十五年婦科病症之苦（子宮內膜異位症、子宮肌瘤、息肉以及劇烈的月經疼痛），這個問題也在操作能量療法後獲得解決。本書中並沒有提及同志性別與婦科病症有任何相關。不過，這讓我聯想到，的確有些女同志在性別方面的心理創傷與限制性的信念，可能透過子宮的症狀來表現。

許多同志自小從家庭、社會、宗教獲得性別的相關信念，這些深植於潛意識的信念，如果彼此衝突，就有可能產生病痛，甚至讓他們的人生沒有出路；在《為巴比祈禱》這部電影中，巴比因此選擇從川流不息的高速公路上方的空橋躍下，結束自己的生命。

然而，我發現各種被排擠的邊緣人（包括同志與其他沮喪落魄的人），都有一種內在的智慧，在指引他脫離困局、獲得平靜、走向光明。而這種內在的智慧可以藉著肌肉測試來呈現。

雖然艾咪說自己沒有宗教信仰，認為禱告主要的益處主要來自放鬆反應，並說可以向天使或另一個世界的親友尋求協助。

然而，艾咪也說：「生命中發生的每一件事，都自有其道理：它正帶你前往好地方，……它之所以會發生，是因為要獲得你的注意。要相信，宇宙正在跟你說話，正試著引導你走往應該要走的方向。」

我認為，這段話顯示艾咪可能相信宇宙是被一個神聖的智慧管理，我們遭遇的一切都並非混亂而隨機的。有些人稱這個神聖的智慧為上帝，有些人則稱作佛，有些人稱為宇宙終極的智慧。我認為，相信這個神聖的智慧在支持、幫助、引領著我們，是痊癒的要件。

本書介紹的各種技巧之中，「情緒釋放技巧」早經公認是極有效果的技巧。「胸腺測試與拍打」與《情緒密碼》的觀念有點類似。「情緒清掃」是用腳本來處理信念；在《Feelings Buried Alive Never Die》一書中是用腳本來轉化負面情緒，效果極好；「情緒清掃」中的腳本效果應該也不錯！

至於其他技巧都是艾咪發展出的新技巧，需要實際嘗試看看，就能知道效果如何了。

——復健科專科醫師、身心靈整合專家／荊宇元

免責聲明

如果本出版品的讀者因遵循書中內容而受到任何傷害，出版社及作者不負任何責任。建議讀者在思考作品中所描述的練習內容時，應從基本常識的角度出發。

練習及技巧

這裡收錄了你在書中會學到的練習與技巧。有*的為五大主要技巧。

圖片一覽表

讀書會上可以討論的問題

1. 關於自癒，你最大的恐懼是什麼？
2. 如果你可以用一本書來描寫自己的自癒之旅，書名會是什麼？
3. 你在閱讀過程中有沒有靈光乍現的時候？為什麼？
4. 閱讀過程中，有沒有什麼你不同意或是覺得沒有共鳴的地方？為什麼？
5. 書裡面有沒有哪一句話或哪一段文字你想把它抄在便利貼上黏在書桌或床鋪旁？
6. 這本書是改變了你對自癒的看法，或只是證實了你原本就相信或知道的？
7. 書中的哪一段最常浮現在你的腦海？
8. 你覺得哪些技巧最受用？為什麼？
9. 你覺得哪些技巧自己不會採用？為什麼？
10. 讀這本書你最大的收穫是什麼？
11. 有沒有哪個人是你覺得應該要讀一讀這本書，卻又知道對方一定不會願意的？為什麼你覺得他們不會願意？為什麼你覺得他們應該要讀？

12. 如果只有一分鐘，你會怎麼跟朋友描述這本書？（例如剛好在搭電梯）
13. 哪些段落或技巧是你最想要跟親人分享或教授給對方的？你最想跟誰分享？為什麼？
14. 這本書會對你未來的想法／自癒能力／自我成長帶來怎麼樣的改變？你有哪些地方將會永遠不同？
15. 在這趟自癒的旅程中，你覺得哪一段最讓自己困惑或沮喪？有沒有哪一個出現在書中的技巧可以幫助你度過那個難關？如果一個朋友也要踏上自癒之旅，你會給對方怎麼樣的建議，幫助他們繼續前行？
16. 書中有哪個不健康的情緒模式是你最想應對的？你在閱讀這本書以前就知道自己有這樣的情緒模式嗎？
17. 如果可以問艾咪一個問題，你會問什麼？
18. 如果早點讀到這本書，你覺得自己的人生道路會有改變嗎？

如何踏上這場旅程

想像你是一棵美麗的大樹，擁有巨大又強壯的樹幹，樹根深紮入地，樹枝伸向天空。有一天，你發現情況不大對勁，樹葉變得脆弱易碎，滿是小洞；樹枝沉沉下垂。自我觀察過後，你找不到任何造成身體變化的明顯原因，你立刻陷入恐慌，開始更細心照顧自己的枝葉。你在枝葉上灑了更多水，也噴了藥物，還做了很多其他的事，但情況卻沒有改善。

其實，你所看見的那些樹葉只是問題的表象。樹下的土壤代表了你的根基。問題出在土壤，土壤才是你的本核，是對你造成影響的事物之總和。混有石塊與垃圾的土壤將會影響到樹的每一個部位，其中的每一樣東西都成了你的一部分。

樹根代表了能量系統及通道。如果土壤裡充滿了不協調——就如一棵樹底下的土壤可能充滿了帶來環境壓力的因素——那些樹根就會因為土壤的關係也變得不協調，進而影響到整棵美麗的樹。或許這樣的影響從樹根傳到枝葉需要花點時間，或許甚至要好幾年，但早晚都會發生。

樹葉代表了你的器官、腺體、肌肉、身體系統、化學物質跟荷爾蒙。等到你發現樹葉變得易碎又有小洞時，你沒有辦法透過直接治療樹葉來恢復樹木的健康。光噴藥解決不了問題。照顧樹葉不是真正的治療方法，得要深入土壤，改善樹木成長的根基。你必須要回過頭去發現真實的自己，清理掉那些毒害根基的老舊能量，要把土壤清理乾淨才行。

這本書將如何幫助你

要駕馭自癒力的最大阻礙是不知從何下手——換句話來說，就是不知道應該要怎麼做。無論你是覺得情緒失調，或那些失調已經影響了你的健康狀況都一樣。

我將在這本書裡引導你，讓你知道應該如何自癒。你將學會清理土壤的方法，所依照的方式不僅對我來說有用，對其他幾百個人也同樣有用，我已經透過一場又一場的療程證實了這件事。並非一定要生病了才能使用這本書。

事實上，這本書無關疾病，而是關於情緒與能量。**任何人都一樣，如果能夠讓情緒與能量平穩下來，身體就會覺得更舒坦。**記住，清理土壤是我們的最終目的，是你唯一的目標。將土壤清理乾淨，你的人生就會改變。

市面上有數不清的能量治療技巧，但多數都需要有另一個人從旁協助。在這本書中，你將學會一些自己一個人就能施行的技巧，也是我用來自癒時所使用的。其中有一些是我在踏上自癒之旅時學會的，有一些則是我自己發明的。所有這些技巧都將在這場旅程中賦予你滿滿的力量。使用或練習這些技巧時，你不需要仰賴另一個人的幫忙。只要靠你的雙手就行啦，寶貝！

你將學會幾個改變你與壓力之間的關係的主要技巧：

- **胸腺測試及拍打**
- **情緒釋放技巧（Emotional Freedom Technique，簡稱EFT）**
- **情緒清掃**
- **脈輪拍打**
- **三心法**

除了主要技巧之外，你也將學會其他能幫助你繼續踏上自癒之旅的其他技巧。你可以在本書的前面找到一份包含所有練習及技巧的一覽表。教導你這些技巧時，我會給你明確的指示。這是我跟你溝通這些想法的唯一途徑。

不過，如果你覺得這些指示比較接近建議，相信我，你會從中獲得許多益處。如果你覺得有股力量要你用稍稍不同的方式去施行這些技巧，那麼就照那麼做。那個方式很有可能比較適合你。

針對每一個我學會的技巧，我都會稍加修改，加上一點「艾咪式調整」。如果你也想如法炮製，我允許你發揮自己的創意。在使用這些技巧來自癒時，我調整的部分包括用右手取代左手、做的時間比規定長或短一些、跳過一部分的練習等等。怎麼改動都沒關係。我在教導個案或自己使用時的每一個技巧，都跟之前別人教我的有些許不同。

隨時都要記住，**不管你使用哪種技巧去清理能量堵塞，找到要清理的目標比使用何種能量清淤技巧更重要**。我們將在這本書裡一起找出不同的尋找能量堵塞的方法。這不但是最有效率的做法，也能讓你用不著去擔心每個清淤技巧都要做得完美無瑕。一旦找到堵塞的地方，你就可以自由透過任何正在使用的能量治療方法，從各個角度去清理掉那些淤積。

如何使用這本書

這本書分成幾個部分。一部分是找到自己的能量堵塞，一部分是如何清理，剩下的部分則是故事、思維，以及一些在你自癒的同時，能讓你的靈魂充滿能量的案例。這些真實的案例都是來參加療程的個案主動跟我分享的故事，或是同意讓我轉載。但為了保障個人隱私，每個個案的姓名及可供識別的細節都已經過徹底的變動。

其中的許多故事都是我人在印度時得知的，這些故事令我終生受用，因此我希望在你踏上自癒的旅程中，能夠把這些故事分享給你。

我勾勒出了許多不同的事例，讓你得以自行探索，幫助你能夠擁有一個健康的身體，同時擁有一個更快樂、更知足、更平靜的人生。或許你會覺得自己要做的事情很多，而事實也可能如此。但你做得到，而且我們沒有時間限制。放輕鬆，我的朋友，別對自己太嚴苛。

瞭解我所用的方法最有效的方式，是按照本書的順序從頭到尾閱讀、學習、練習。這是吸收能量療法的全貌、概念及技巧的最佳方式。等到讀完整本書，你就會對我的方法有深刻的理解，或許接著還會依自己喜歡的順序翻閱本書，繼續學習。除了用自己的步調去閱讀跟練習之外，也歡迎你去找其他對此有興趣的人，這樣你們就能互相支持。

我在自癒時是徹底孤單一人，心裡常希望能有一群想法相近的朋友，這樣我們就可以彼此分享經驗，我也可以跟他們討論我的新發現。這就是為什麼在書本的最後，我提供了一張讀書會成員彼此可以討論哪些問題的清單。我鼓勵你去找一群志同道合的夥伴，彼此聊聊自己正在學什麼，握住彼此的手，以小組的方式進行自癒。不管你是自己一個人或是跟一群夥伴，記得要擁抱那些跟你心有共鳴的導引，讓那些導引融入你的生活之中，讓它成為你生活中的一部分，並利用它來讓你的生活更豐富多彩。

不應該用「非做不可」的角度去看這本書。讓你的大腦調整那些觀念，並維持開放的心胸，讓事情自然而然發生。你會發現一些甚至書中都沒提到的事情。這種情況發生時，是你的直覺跟宇宙在對你低語：「跟隨我吧！」放心地去吧！

這本書的主要概念分成幾個部分：

- **第一部：臣服，接受，流動**。這個部分的重要性，在於你將學會對自己的現況處之泰然。你將知道臣服的必要性、要怎麼做，以及為什麼能藉此讓你的自癒力大幅提升。透過臣服，你將會有機會為自己的自癒力打下良好基礎。這部分包含簡單的能量及思考模式的改變，並將為接下來的療程奠定根基。
- **第二部：找出能量堵塞**。這個部分將討論如何透過肌肉測試及學習身體語言，明確找出能量堵塞處。書裡的文字將會明確指引你如何清除能量堵塞，以獲得完整的自癒能力。
- **第三部：改變與壓力之間的關係**。這部分將解釋壓力是什麼，以及如何把體內對壓力的反應進行轉換，以幫助你自癒。裡面有提到明確而清晰的做法。我除了教你這些技巧之外，也會提供一些建議，來幫助你能直接套用在自己的身上。

等到把書裡的這些章節讀完以後，基本上，在自癒過程中，你將同時經歷這幾個部分。這個過程並非一步接著一步，你還得找順序來，等到一個部分結束以後才進入下一個部分。不是。這個自癒的過程更像是烹煮一桌菜。你不需要一次只料理一道，等到完成後才著手下一道。目標只是要讓這些菜最後能夠以你喜愛的樣貌端上桌（你自己就是這桌菜！）。但要做好這些菜，你就得不停攪拌、翻面，還得同時做好幾件事，而且一而再，再而三地反覆操作。

不用著急，沒有時間限制，把目標放在創造出美好的事物。如此一來，宇宙就會在你眼前開展，而你將在裡面探索，成長。

在第十一章裡，我會讓你看到一張清楚的治癒之樹圖，也就是你所學習到的整個過程的概觀。治癒之樹圖是一張虛擬的地圖，你的地圖，就是我們早先聊過的那棵美麗的樹。它是一張簡圖，概括顯示出你將在這本書裡學到的四個關於能量失衡的主要區域，以及如何找出這些失衡之處的技巧。

我把這張圖放在本書的最後，因為雖然它將成為你的最佳夥伴，但前提是你得先學會其中的每一個部位如何運作才行。在那之後，你就能夠後退一步，把它視為你自身的地圖，發現它的功用。

該從哪裡開始？

依我自己的經驗，旅程一開始，我就決定要採用一種實際的方式，系統性地釋放掉所有的「問題」。我試著創造出一種清晰明瞭的公式，來安排這場治癒之旅將如何開展。好消息是，事情並未如我所預料；更好的消息是，你肯定用不著達到完美的心理平衡或釋放掉所有的煩憂身體才會變好。幸好，身體並不需要徹底抛卻掉所有的壓力或困擾，就能達到深層的完全健康。

如果你覺得，除非自己從細節開始全都按部就班、正確無誤地做到了，身體才會變得健康，且聽聽我來回答你的煩惱吧——你不需要達到完全的心理健康。你不需要達到完全的心理健康。你不需要達到完全的心理健康。我依然偶爾會情緒崩潰、身體會臨時痛一下，也會發現能量系統失衡又堵塞……但我仍然開心又健康。你用不著全部都做到才能自癒。**只要有部分好轉，身體就能自癒**。你不需要達到完全的心理健康。

來找我的個案經常問：「我有很多問題。要從哪裡開始處理？」我會說：「別擔心，你其實只有三到五個核心問題，其他的都只是這些問題的延伸而已。」由於問題與問題之間的聯繫很緊密，因此只要專注在一個失衡上，我們就有可能在不知情的狀況下改善了其他問題。

舉例來說，有一次，我在幫助一個罹患長期消化問題的個案。她胃食道逆流、覺得噁心，而且幾乎吃什麼都會脹氣。在我們把修復消化問題當作處理重心時，她注意到一件令她驚喜異常的事情。幾次療程過後，她發現不僅消化症狀改善了，她對講電話所抱持的恐懼症（她甚至從沒跟我提過這件事）也改善了。因為一個問題可能跟許多其他問題相關聯，因此我們所清除掉的問題通常會比意識到的還要多。

這個經驗徹底證明了為什麼我們不應該太照本宣科。我們只需要記住，到頭來，我們的目標是為了要成為真實的自己。不是達到完美、和諧，甚至也不總是跟生理治療有關。而只是要釋放掉所有會妨礙我們自在過活的東西。**怎麼去完成目標並不重要，只要有完成就好**。

自癒其實只需要練習。人生中的每一天，你都有機會練習將那些阻礙你前進的情緒放下，進而與自己更親近。當你覺得這麼做有效時，請繼續練習；當你覺得這麼做沒有效時，也還是繼續練習。

可能會有哪些情況？

在使用書中的技巧時，你或許會立刻就覺得整個人都放鬆了。但也有可能需要極大的耐心，才能等到這種感覺出現的一天。這都沒有關係，對你最終的自癒不會產生任何影響。

移動能量時，我們總是會面臨一些「處理過程」──意思就是說，你的身體正在把那個能量徹底從你的能量場中釋放出來（人體的能量場會從身體往四面八方延伸出去）。在這個耗時從幾天到約一星期的過程中，你可能會覺得變得比較不舒服、疲累或有些許不安。

不過，參加療程的個案裡面，也有同樣數量的人卻反而覺得身體變得更輕盈、更健康了，所以後者的情況也很有可能會出現。隨著更常移動、清理能量，你就會適應身體的放鬆過程。要是在這個過程中遇到了困難，就請你翻到第十二章，我在那章裡有提供了一些能幫得上忙的工具。

使用這些技巧時，你可能會發現自己思緒飄移。這是正常現象，不用擔心。你的思緒通常都是飄移到那些跟正在清理的能量有關的事情上。就算不是，也不會對身體有任何傷害。在施行這些技巧時，你可能會打呵欠、打嗝、覺得冷、流鼻水、流眼淚、咳嗽、感覺到某些很強烈的情緒、聽見腸胃咕嚕嚕響、流汗或有各種感覺。這些都是好事，表示你的身體正在放鬆，離開了壓力模式，進入了放鬆與自癒的模式。特別是打呵欠，表示你的神經系統正在放鬆。在這個過程中，就算沒有任何徵兆也用不著擔心，我有幾個個案就是這樣，不過他們的身體狀況也都有了大幅度的改善。

在我幫自己或個案移動能量時，我會狂打呵欠。如果那個能量很大，我就會打噴嚏。我常開玩笑，對我來說，打一個噴嚏抵得上打十個呵欠！打噴嚏跟打呵欠是我的身體對能量移轉產生的反應，但每個人都不同，你之後也會知道自己的徵兆。

同樣也必須記住的是，每個人釋放能量的速度都不同。我做過很多療程，有些個案只要做一次療程，就會立刻覺得比較舒坦。我稱這種情況為「一次療程的奇蹟」。他們幾乎都會立刻覺得症狀轉移了，或情緒有了極大的舒緩。不過我自己並非如此，你可能也未必能這樣。如果一開始，不知道什麼原因，你完全沒有任何感覺，可能只是因為身體步調沒這麼快，或者也可能還有許多層情緒待處理。

要是你身上的症狀持續已久，可能就得從很多不同的角度下手，才會覺得有所改變。雖然看起來很像，但你的症狀不是忽然出現的，它們已經在你的能量系統裡醞釀了很久，才變成會讓你注意到的症狀。

好消息是，自癒通常也是如此。什麼事都沒發生，什麼事都沒發生，什麼事都沒發生（你以為）……接著，忽然間，體內發生的事情顯現了出來，於是你看見了！你的自癒可能就在前方不遠處，隨時都可能會顯現。把這場旅程視為一種與自我的融合，要達成這個目的最好也最有效的方法，就是花時間慢慢前進，一步一步發現你真實的自己。要追求深層而永久的自癒能力沒有快速道路。你得要臣服，讓一切都在體內開展。宇宙不會跟你說「不行」，但它偶爾會說「還沒」。只要持續去做你該做的事情就好。自癒來得永遠不夠快，但並不代表不會發生。

在進行自癒時，我沒有一絲不苟地記錄下自己正在做什麼或身體狀況是否有所改變；我只是確保自己不停前進。多數時候，我完全不知道自己在做什麼，但我專心一意地持續使用別人教導我的技巧。這是我的成功模式。如果你持續不斷使用那些技巧，你也會獲得勝利。

我建議你準備一本筆記本，過程中想到了些什麼就隨手記下，輕鬆愜意就好。追蹤自己的症狀、記錄過往的所有傷痛跟負面情緒不會有任何幫助；真正有用的，是有個地方記錄下自己的思緒、症狀的細微改變，以及你一路觀察到的事情。

我得花多少時間來釋放自己的能量呢？

想像一個有蓋的鍋子，裡面裝了猛烈沸騰的水。到最後，水蒸氣因為太滿而從蓋子旁洩了出來，水也隨之溢出。你趕忙衝過去掀開蓋子，讓一些壓力釋放出來。但你不會在做完這件事以後就走開，一星期以後才回來。你會顧著那鍋水。你會在廚房裡忙東忙西，每隔一段時間就過去釋放出一些蒸氣。

同樣地，你也可以利用從本書中學到的技巧，深入自己的內心，時不時從體內釋放出一些「蒸氣」（能量），持續不斷地一次釋放掉一些能量，是比較有效率的做法。堅持不懈，每天花一些時間。不一定要好幾個小時。不過，有時處理特定情緒的確會耗費多一點時間。然而，若只是放任那些情緒積在體內不管，因為你「沒有時間」或任憑那些情緒將自己壓垮，則可能是我認為的最大錯誤。

有時候，個案會在療程一開始時跟我說，在療程與療程之間的那段期間，他們曾一度覺得非常難受。「那你是用什麼技巧熬過來的？」我總是會興奮地問對方。

他們有時會回答說：「喔，我什麼也沒做。」

我聽了超想哭！覺得哪邊不對勁時，是清除體內負面能量的大好時機。那表示某種情緒想要出來，求你讓它離開。

即便是在自癒練習以外的時間，只要感受到一股強烈的情緒，就選用一種紓壓技巧，讓那股「蒸氣」即時釋放出來，別讓它留在鍋子裡，因為你早晚得面對它。如果你覺得難過或忌妒、腸胃不適，或不管是什麼症狀，當機立斷找出它的真面目（關於這部分，我在第六章裡提供了許多建議），並採取你學到的其中一種技巧。

昨晚做了惡夢嗎？利用這個機會清除掉一些什麼吧！心裡依然因為上週工作上遇到的事情而心煩不已嗎？處理掉它吧。這些浮現出來的東西都有更深的源頭，而且可以輕鬆地從體內排除掉。

五分鐘、十分鐘，或多少分鐘都好，持續做，你就能改變自己的人生。只要有這本書，你就有了改變人生的工具。書裡的技巧輕鬆又有效。真的有效。就跟先前提到的一樣，美好的事物都會在你面前開展、發生。不需要焦急匆忙。按照自己的步調。你正在自癒。

能夠當作參考的重要章節

雖然書中的每個章節都很重要，但有幾個章節你會想經常去翻閱。我想在這裡把這些章節點出來，讓你能快速地來回翻閱。

- **接在目錄後面的練習及技巧一覽表**——你會在這裡找到書中所列的所有技巧及練習的清單。這張表能讓你快速翻找到自己想找的東西。
- **第六章：學習身體的語言**——這是個可以用來當作參考指南的章節，將能讓你深度瞭解身體透過症狀在表達什麼。**每當身體出現異狀，就是從另一個角度去看待它的大好時機**。你的身體將會是你走上自癒之路的絕佳嚮導。
- **第七章：清除未處理經驗以及第八章：釋放掉有害的信念**——這兩章提供了四個你將會使用到的主要技巧。針對每個技巧，你都會學習到如何去使用、如何套用在你所面對的考驗上，也會看到一些實用範例。記住，第五個主要技巧將在第九章內傳授。

- **第十一章：創造一張你獨有的自癒地圖**——這章能讓你快速地回顧你在全書中所學得的一切，包含了一張能讓你將處理過程視覺化的治癒之樹圖，也會說明如何用這張圖來簡化你自癒的過程。

你現在已經準備好要啟程了。送給你的道別之詞簡單但重要：堅持與耐心不總是我們天生就具備的美德。但它們所能帶來的奇蹟絕對有效，而且絕對值得。而你值得擁有這個奇蹟！

Section I

介紹能量體
及
自癒

Chapter 1

我的成功故事

唯有經歷過毛蟲的階段才有辦法化身蝴蝶⋯⋯毛蟲的階段是免不了的。整趟旅程將在眼前開展，而我們只能眼看，無法掌控。

——拉姆．達斯（Ram Dass），《活在當下》(*Be here now*)

二十五歲時的我沒做什麼了不得的事，例如去改變世界或什麼的，但當時的我過得心滿意足：我身穿令人們露出笑容的「活著就是為了騎車」的哈雷全套護具，午休時間聽著摩托車發出的隆隆聲沉思。

二〇〇五年七月，我沒想到夢寐以求的哈雷公司營銷總監一職會忽然落在我身上，不過現在回想起來，我知道當時的自己忽略了很多在那之前的幾年間出現的健康惡化的警訊。我在哈雷公司的辦公室旁有一道平緩的斜坡，斜坡上方是社區廚房。起初，我變得開始沒辦法順利走上那道斜坡。我覺得兩腿又痛又刺。在那之後不久，我的雙臂也開始失能。我靈活運用雙臂的能力忽然不見了，我的雙手沒辦法高舉過頭，所以沒辦法洗頭；而且我絆到或跌倒的次數多不勝數。醫生們找不出病因，我嚇得要死，神經科醫生命令我不准回去工作。

我每天從早痛到晚，唯有吃藥才能安眠一場。激烈疼痛排山倒海而來，吞沒了我的生命。我身上無一處倖免；從腳底到頭頂都劇痛哀號。由於病情的誤診加上長期未治療，疼痛如狼似虎侵襲了我的身體。青筋暴露的四肢有著燒灼般的疼痛，而且痛得很沒有規律，使我無從得知最劇烈的痛楚何時會來臨。

由於主要關節都嚴重發炎，讓我腳抬不高，無法跨進浴缸沖澡。若沒有東西可以攙扶，我通常甚至連坐在馬桶上都沒辦法，因為我的臀部承受不了下半身的重壓。想起床時，我沒辦法用肩膀把自己推起來好下床。

我心臟的包膜發了炎，因此心臟總是急跳個不停，好像我剛跑完一場馬拉松一樣。由於極度疲累，因此我有時候連動嘴說話的力氣都沒有，不過也因為認知能力嚴重受損，所以我也想不出該講些什麼話。極端脆弱的免疫系統使我身上的帶狀疱疹經常復發，導致事後不僅留下了疤痕，還讓我繼續痛了好幾年。我體內白血球的數量驟減，在免疫科醫師的堅持下，我沒辦法出門。我身體裡的器官跟系統無一倖免。我的人生被一種怪物般的疾病吞噬、取代，沒有一個醫生知道我得了什麼病。

活著幾乎比死要來得恐怖。

嘗試治療

接下來的數年之間，經歷了一連串的誤診跟幾乎要了我的命的治療後，終於有人正確地診斷出了我的疾病。對一個長期罹病的人來說，這就跟中了樂透沒兩樣。醫生解釋說，顯然有一隻小小的硬蜱咬了我一口——這隻硬蜱微小到我甚至根本不知道牠的存在。牠把一種名為伯氏疏螺旋體的細菌傳染給了我，而這種細菌就是萊姆病的病原體。萊姆病是一種藉由硬蜱叮咬而傳染的細菌性疾病，如果沒有接受治療的話，會引發嚴重的健康問題。而事實的確如此。

隨著萊姆病的確診，一連串的其他疾病也被診斷了出來，包含自體免疫性甲狀腺疾病、腎功能衰竭、結締組織病、纖維肌痛症、神經病變等等。我身上從來沒有出現過明顯的咬痕、皮疹或類似的東西。以前我就做過萊姆病的檢驗，但當時的檢驗有很大的瑕疵，因此沒有確診。直到多年以後，等到我的血液被送到專門的實驗室才檢查了出來，太晚了。晚期萊姆病的診斷就如同一只裝滿了雜貨的、過大的購物袋一樣，我提著這只袋子去醫院的櫃台結帳；我盡量抱穩這個袋子，然後繼續前進，尋找解藥。

根據美國疾病控制與預防中心（The Centers for Disease Control and Prevention，簡稱ＣＤＣ）的研究，在美國，每年會有約三十萬個人感染萊姆病──其中只有百分之十的患者會被確診。❶這份評估報告使得萊姆病的常見率比乳癌高兩倍，比ＨＩＶ／愛滋病高六倍。有些案例甚至從未被通報。許多人被誤診為纖維肌痛症、狼瘡、慢性疲勞症候群、多發性硬化症、關節炎、偏頭痛、學習障礙、躁鬱症、帕金森氏症、心律不整等其他疾病。

縱使意圖透過重度抗生素療法來杜絕由硬蜱傳染的萊姆病菌及其他同時產生的感染，我的身體依舊隨時發疼。除了每天一定要服用的那四十四顆藥物以及注入肌肉的抗生素以外，我還喪失了所有人生其他的可能性。

吉妲．施羅夫醫師是一家位於印度德里的幹細胞診所的創辦人。找到這位醫師的時候，雖然我的身體已經康復到無需時時刻刻的照護，但身上所有的症狀都還在，只是不像之前那麼嚴重。網路上對施羅夫醫師的評價褒貶不一，從「英雄」到「騙子」都有。但在跟施羅夫醫師通過電話，以及隨後看過其他患者以胚胎幹細胞去治療疾病的故事以後，我知道幹細胞不單有可能活化我的免疫系統機能，還有機會重建我體內受損的器官、神經跟細胞。感覺起來這就像是一劑能挽救我人生的強心針。

就在萊姆病確診的短短九個月以後，在二〇〇七年十二月九號這天，我搭上了一架前往新德里的飛機，心裡不知這種治療方式是會救我一命還是要我一命。我忽然進入了另一個國家，一個讓我深愛又總在測試我的理性的國家，而我知道自己的心兩方都需要。儘量保持優雅的姿態，我決定擁抱一切，包含大量的咖哩、到處都可見的活蹦亂跳的猴子，以及將我徹底淹沒的恐懼。

雖然我向來總是十足正面樂觀，但很快我就發現，這種心態滿足不了這個文化對我的要求。印度文化提倡的「心靈重於物質」、「正向思考」以及其他觀念，使我把得病的原因怪到自己的頭上。

「幹細胞可以勝任自己的任務，但你擁有自癒的能力，」施羅夫醫師幾乎每天都會重複說這句話，就像一片壞掉的唱片一樣，而我則盡全力想讓它停下。

在經過九個月的幹細胞注射以及這輩子我不想再體驗一次的心靈成長機會以後，我靠自己的雙腳走出了診所。這場勝利得來不易，但我贏了。經歷了一場我只能夠用跟大象玩摔角的掙扎之後，我痊癒了。或至少看起來是這樣。

症狀復發

兩年過去，原本看似平穩的地面開始搖晃，我感受到了最初的幾個震波，我的健康狀況有如面臨地震。在一趟為期兩個月的倫敦之旅中，我發現自己的雙足似乎莫名地刺痛，很不舒服。幾星期過去了，刺痛感仍未消褪。到我尋求醫療協助時，情況已經嚴重到我立刻被安排住院兩天做檢查。核磁共振及其他檢查結果都沒事，我鬆了一口氣。

不過，熟悉的感覺揮之不去——二〇〇五年，我剛踏上全職病人之路時，感受到的就是同樣的症狀。雖然檢查證實我感染了疱疹病毒，對食物過敏，再加上其他症狀，顯示我的免疫機能失調（又一次），但並沒有罹患萊姆病的徵兆。

似乎一夕之間，我體內那些不馴的力量產生了碰撞，積累成一個太過熟悉的「我們又來囉」風暴。但這些突然出現的神祕症狀來得快去得也快，而且我沒有接受任何的治療。然而，幾乎困擾了我一輩子的子宮內膜異位症、子宮肌瘤、息肉，以及劇烈的月經疼痛變得更嚴重。每個月總會有好幾天，我服下處方麻醉藥後待在沙發上，希望疼痛能趨緩。不過有很多次，藥物一點用也幫不上，到最後我就會進醫院。在接受幹細胞治療前我動過四次手術，後來又動了一次，但這些手術帶來的舒緩都不會超過幾個月。

束手無策的我待在倫敦，想找個熟悉萊姆病、經期症狀，以及我過去曾被確診過的那些疾病的人，我決定另闢蹊徑。我花了很多時間在網路上搜尋，其中一次發現了一名中醫。文章指出，這名中醫曾幫戴安娜王妃看病。第一次跟這位親切但話不會太多的醫師約診時，我盯著她書架上的王妃相片看。既然能幫上王妃的忙，那肯定能幫上我的忙，一這麼想，我立刻就覺得安心了。

中醫是一種有數千年歷史的古老醫學系統。根本上，中醫認為患者就是因為體內精密的能量系統有了阻塞才會出現症狀。一旦透過不同的方法將失調的能量導正以後，體內的能量就會恢復原先的健康流動狀態。

每隔一個禮拜，我就會去做針灸，接著就要回家喝一種很苦的茶，這種茶的味道會讓我倫敦家的廚房聞起來像是一棵腐爛的樹。我喝藥茶的儀式如下：煮藥材、過篩、遲疑地將藥茶灌下喉嚨。一段時間以後，我的確感受到有所不同：疼痛、精力，尤其是經前症狀，都有了明顯的改善。不過可惜的是，在我懶得跟先前一樣勤喝藥茶以後，症狀改善的速度就大幅減緩。我猜想可能需要更多時間才能看到長期的功效，但高昂的費用跟令人作嘔的藥茶很快就讓我再也無法承受。

那年年底，我回到了在加州的家，覺得彷彿人生的所有選項都慢慢地流失，就像清水從破了洞的水桶漏掉一樣。我再次開始尋訪專家的幫助，同時迷失在各種醫療選擇構成的混亂之中。

後來，在我腦海中的某處（可能是存放在一個上面貼著「有天要想起來」的資料夾裡面），施羅夫醫師的話語重新浮上意識的表層：「你有自癒的能力。」就這樣，我決定試看看。

為什麼像胚胎幹細胞這麼先進的治療方式能夠挽救我的性命，卻救不了我的子宮？為什麼我的經期症狀惡化了？為什麼幹細胞療法理應醫好的那些食物過敏跟毛病都復發了？我那不定期發作的雙腿刺痛的成因是什麼？會再復發嗎？

我當時還不確定一切問題的根源，但我知道自己更接近答案了——我深信自己需要的東西就在前方不遠處。

發現能量醫學

或許把重點放在身體的能量系統是對的，但我還離解決辦法有點距離。我在找一種方法，這種方法不需要仰賴長期看診，而煮藥材、過篩、捏住鼻子將藥茶喝光也不須是治療的一部分。我開始尋找其他種針對體內精密能量系統的療法。

終於找到能量醫學這個名詞時，我立刻就對它產生了興趣。能量醫學是一種透過平衡與強化體內能量來獲得身體健康的流程。我閱讀了所有跟能量醫學相關的文字，其中對這個領域的先驅唐娜．伊頓的作品特別有興趣。從《能量醫療》（*Energy Medicine*）一書起始，我買遍了唐娜的所有著作，然後開始每天都會練習幾種能量醫學的技巧。最後，我開始發現身體有了一些改善。十五年以來，每逢經期我都會吃止痛藥，而我注意到這些止痛藥真的開始有了作用。先前，這些藥物的功效幾近於無。我還有了一種難以形容的感覺。我覺得自己強壯了一些，甚至或許也開心了一些些。我感覺自己的確踏上了正確的道路。

我心想，我長久以來等待的就是它了，直到我認清自己極為有限的注意力對「養育」能量流來說不是好事。在月經週期尚未來臨前，我每天都會花一個小時以上的時間去確保自己的能量不會堵塞。經期來臨時，我得將全副心神都放在月經上，做一種又一種的運動，以減緩疼痛。我這份不停監控女性天生流程的新工作（我超討厭）綁架了我的真實意願。

雖然覺得自己還沒全部弄懂，我仍持續遵照唐娜所提到的一些能量醫學的規範行事，但也下定決心要加強自癒力。我想知道體內的能量為什麼一開始會堵塞，又是如何堵塞的。

為什麼有些人的自癒不但徹底還永久，但其他人卻沒辦法？旅途過程中，我認識了一些治好了自己身上毛病的人，而且對我來說，他們的方法似乎簡單得要命——注射維他命B、補充奎寧的攝取、不吃任何含麩質的食品，或類似的簡單方法。為什麼我就不適用？

靈光乍現！我很快就想到：如果單治療身體沒辦法解決問題，那麼或許問題不單只出在身體上。

缺乏正向思考

過去我總以為自己隨時都是個樂觀主義者，後來我開始認為那不過是自己的空想。或有可能這件事比我想的要複雜一些，而我功力還沒那麼深厚。會不會思考跟情緒的影響奇大無比，而我的健康出狀況就是因為思考與情緒有了問題呢？

從那時候起，我開始緩緩審視自己的人生——不是看到過錯後責怪自己，而是看著體內那個心型的空洞，它彷彿一直都在等待這個時刻的到來，我意識到自己必須填補這個空洞。我思想變得更為開闊，留意到或許過往的生活及個性讓我走到了這一步，縱使詳情如何我還看不清。畢竟在人生當中，我的身體似乎有很多次都出現了不同的疾病。

忽然間，我第一次清清楚楚意識到，我不知道如何放手，總是故作堅強，也不相信人生。我總是試圖掌握生命中的大小事，因為我相信這樣的世界會比較安全。我總是提醒自己，在面臨壓力的時候，得要記得呼吸；否則我就會自然而然地憋氣。我經常抗拒不讓眼淚落下，心底想成為那種不被任何事情影響的人。情緒藏在心裡，我會比較安心，而我從未考慮過代價。

我理性、冷靜、自持，經常認為自己的心也應該如此。我總是許多朋友口中的「巨石」。我下意識地認同「別人的痛苦就是我的痛苦」的想法，而且未經思考就扛下了別人的重擔。

我原以為是自己的直覺力太差，但我開始意識到它曾對我低語，是我忽視了它的聲音。做決定時，我喜歡掌握充分的資訊——我是個不折不扣的處女座，強迫自己得要先有符合邏輯的正當理由，才能結束一段對我有害的感情關係，離開一條不適合我的職業道路等等。還有，我生活的動力來自恐懼——不是像恐懼症的那種恐懼，而是一種每日每夜、無所不在、令我覺得不安穩的恐懼。

我閱讀。我研究。我坐著。我吸收了伯尼．西格爾博士、露易絲．賀、布魯斯．立普頓博士、凱洛琳．梅斯、偉恩．戴爾、蓋瑞．E．舒瓦茲、甘德絲．柏特、江本勝等專家學者的著作。

我開始意識到，自己可能是發現了什麼——**未處理的情緒能量、未排解的經驗，以及那些限縮了世界應該如何運作的恐懼而消極的信念，使得你跟自己的心之所向產生了隔閡……**這些東西不但會讓你痛苦，還會讓人生病。這就是我的正向思考所欠缺的。

「往好處想！」雖然陪我走過了多年的人生路，但卻沒辦法改變人生的潮流，將我帶往完全自癒之路。如今我相信，所有這些初意識到的、在我體內積累的壓力實在過於沉重，縱使我的身體因為幹細胞療法而獲得了新生，卻依然承受不了這些壓力。想起先前，我完全認為身體狀況會再度惡化，是與害怕萊姆病會復發有關。

我相信倫敦那些醫生所說的一句「都沒問題」，已足以哄騙身體脫離恐懼模式，回到自癒模式。但我知道只意識到有恐懼模式的存在是不夠的。如果想要康復並維持健康，我得要找到一種轉換模式的方法才行。

你有自癒的能力

我在想，顯然施羅夫醫師知道我當下無法相信她所說的那些話，但她知道我很接近了。

我終於停止了。就是停止了。不再把目標放在那些症狀及症候群上，也不再去看疾病的外部成因。我把目標轉往內部。有句俗話說，學生準備好時，老師就會出現。果真如此。我發現的資訊其實並不新，就像我們多數的「體認」或「領悟」通常也都不是新資訊，可能早已存在腦海中。

關鍵在於，你是否已準備妥當。你可以看見或聽見同一件事情上百次，但得等到你已經準備好了，你才會徹底接納它。我得要搞定這些疾病、重擔，以及我拒絕再參與的掙扎——不是透過對抗或憤怒的方式，而是發自靈魂跟這些東西撇清關係。我已經準備好深呼吸、臣服，來到一個新的起始點，然後跟我一直以來在承受的那些東西做個了結。

忽然間，我得以認清在過往人生中，有好幾次我都因為生病而沾沾自喜，或許當時是下意識認為我能藉此不再承擔他人的重擔。我不習慣允許自己把自我照顧放在第一要務，但透過疾病就容易多了。甚至我或許在一定程度上相信，生病能讓我獲得無法透過其他方式得到的、一定程度的安全感。由於單純做自己對我來說太困難，因此疾病就成了我的避風港。基於上述所有原因，我跟內在的自己分開，同時也迷了路，而且顯然走得太遠，使得身體只好用它唯一知道的方式來跟我溝通——透過各種症狀。

我好想找回自己的人生，而尋找自我、放掉那些已經不需要的東西的過程並不戲劇化，也不會震驚全世界，但卻與我生死攸關。使用我將在這本書中跟你分享的、分成三個部分的療法，我做到了醫生做不到的，我做到了幹細胞做不到的，我做到了許多人說絕對不可能發生的事：

我徹徹底底也永永久久地自癒了。在過程中，我變得非常確定一件事。引發萊姆病的不單只是病菌，我月經的症狀也不只是跟荷爾蒙失調有關。我相信，幹細胞療法啟動了身體的修復能力。我待在印度那段時間的心靈成長當然也有幫助。但到最後，回到正常生活所帶來的衝擊又一次慢慢地侵蝕了我的健康。我改變了自己的肉體，但沒有改變自己的生活及我與生活之間的關係。我不單知道情緒失調嚴重影響了我的免疫系統，我也相信身體拚盡全力想獲得我的注意。身體想跟我說，我的生活方式並不適合那個我理當成為的我。我學習到，**如果一個人沒辦法找出問題的根源，那麼疾病就有可能會一而再、再而三地反覆出現**。

劇作家凱多莉．霍爾（Katori Hall）的話是最佳註解：「這就像上帝拿著一袋祝福，而我則拿著一包狗屎。每當我把手中的袋子放開，上帝就會說：『來，再給你一個』。」

我準備好了，時機也成熟了。我再也不在乎藉口，也不想知道自己是怎樣一步步來到現在的地方。過去的事情都過去了，我也不責怪那些擊倒我的細菌、病毒或荷爾蒙。我只是單純希望如果我是考驗的一部分，那我也會是解決辦法的一部分。

直到今天，人們依然會問我：「你是怎麼知道如何自癒的？」其實，我不知道。但我已經準備好去嘗試。生病不是我的錯，但如果想要康復，那肯定是我的責任。

我緊閉雙眼，任由事情發生，不再強行前進。我花了無比的勇氣才選擇這麼做，但任何人都可能辦得到。我決定，除了深信自己、任由心智帶我去往何處之外別無其他選擇。如此一來就算失敗了，我也會以自己為傲。

在擁抱這場旅程的同時，我也放開了雙手，而這或許是我人生最偉大的成就。我走上人生的道路，同時任由它選擇何時自行往前開展。心態轉變後，世事變得容易許多。我緩緩地開放自己的心胸，在正確的時刻做該做的事。我允許命運穿過我的身體，並信賴這個比我偉大的過程。

你的道路也會在最佳時機來臨時往前開展，揭示出一個又一個的謎團，但只有在它們準備好被治癒時才會現身。對你來說，這些事情來得總是不夠快，但一定會發生。關鍵在於你要現身，做該做的事，並心知你的想望已經為你鋪了一條路，等你走近。

每當被恐懼與懷疑壓垮，我就會專注想著拉姆．達斯的簡短話語：活在當下。度過那個時刻後，我會再想一次。雖然偶爾不免跌跌撞撞，但我持續學會進入能量系統的新方法。如果對該方法有共鳴，我就會照著做。

如果沒有共鳴，我就放著不管。跨過正向思考，我大膽前行，目標是更高階的正向感受。為此，我潛入體內深處的未知黑暗，挖掘出對我來說已經不適用的東西——信念、能量、情緒以及模式。

經歷過許多的嘗試與出錯、眼淚與勝利，我成功由裡到外全身自癒，依循的只是體內的嚮導。我一點也不完美，但我盡力去做，有時間就做。而這樣就夠了。慢慢地，我丟掉了自己那包狗屎，而祝福隨之降臨。過敏消褪了，疱疹病毒退卻了，免疫系統自行重建，回復成一股強壯、盈滿，不易被撼動的力量。

成為真實的你

我學到，所有跟健康有關的東西都根基於一個非常簡單的原則：你必須成為貨真價實的自己。你必須成為真正的你。這就意味著無論如何，你都得喜愛、接受、做自己。**你不能把自己的能量消耗在他人、**

恐懼或任何事物上。不可以活得畏畏縮縮或委曲求全。這趟自癒之旅就是為了讓你成為自己。

其實，真正的治癒不是去衡量你是否達到了毫無負面情緒的境界，甚或是否獲得了身體的自癒能力。我真心認為，迷失自我以及與內在的自己或真我分離，是身心不滿足的根源。你並沒有損壞，不需要修復。你並沒有錯，不需要修正。你不需要幫助自己。但你需要愛自己。你唯一需要做的就是找到自己，並維持那個狀態。

我們的真我經常因為各種原因而萎縮。要說出「做真實的你」或「成為貨真價實的你」很容易，但要認知何時不是自己則可能不容易。

長大成人以後，我們可能因為距離真我太遠，進而失去了一個評判體內是否為真我的基準點。為了要讓這個想法化為一組概念，我以自己列出的個人清單為例。我現在知道，這些東西壓抑了我體內最真實、最深沉的光芒——並進一步成為了疾病。我建議你也做一份類似的清單，列出你認為的自己。要你列出這份清單的恐懼或許不亞於我跟你分享自己這份清單的恐懼，但我們都是天生的勇士。

- **恐懼**：我這輩子都叫它「焦慮」，從不覺得「害怕」，但骨子裡其實怕得要死。我列出一部分自己恐懼的東西：恐懼跟別人分享並表達自己的情緒、恐懼失敗（任何事都一樣）、恐懼讓別人不開心、恐懼相信自己、恐懼父母死亡、恐懼出意外或受傷、恐懼運動傷害、恐懼犯錯、恐懼旅行跟狹小的空間、恐懼人群、恐懼細菌、恐懼沒有辦法掌控全局、恐懼沒錢、恐懼別人不認同我，清單還很長。**我們的人生絕對不能被恐懼控制！**

- **感情關係：**我發現自己多次陷入不對的感情關係中。這些感情關係創造出一種環境，使得我避免大聲說話，還會不停擔心讓另一半不開心，覺得我不夠有趣或搞笑，而且認為自己有責任安撫伴侶的不安全感。或許帶來更大傷害的是，在面對這些感情時，我對自己不誠實。直覺會跟我說這段感情關係不健康，但我卻會說服自己並非如此。**而說服自己去相信心底不信的事，會造成內在衝突及自我傷害。**所有的這些配合及篩選會讓自己沒有辦法成為真我。

- **自我挑戰：**有時我會承擔過多責任，其他時候我則選擇逃避。從最早的工作開始，我很少覺得工作很快樂。我從不喜歡上學，也不覺得學校有哪裡好，因此我拒絕繼續求學，拒絕那個或許能幫我找到一些讓我樂在其中的工作的進修機會。我對學校充滿自我質疑，甚至也沒去念四年制的大學，因為我不敢去考試。由於本質上對考試的恐懼，而限縮了自己的人生選擇。我們就是會做這種蠢事。我完全不認為有接受過大學教育才叫成功人生（我依然沒有大學文憑，但我過得非常滿足），但我的確相信，我們應該要追求自我的極限。**我們得要讓自己去做困難的事情。我們不能因為恐懼而不去做那些會幫助我們前進的事。**

- **自我批判：**我對自己超級嚴苛。事實上，如果把同樣的態度拿來對另外一個人，那可算得上是虐待了。我會因為自己的每一個小錯誤跟缺點而痛斥自己，總是期許自己能超越常人的極限。我很放不開，總是在注意自己的一言一行，沒辦法放鬆心情找樂子。享樂是我們天性的一部分，壓抑享樂的心情對健康非常不好。學著對自己好一點不單對健康有益，更是絕對必要。
- **自我犧牲：**我相當不喜歡讓別人不開心，有意無意都一樣。因此，我盡可能不去那麼做，卻也付出了代價，情緒上跟身體上的代價。我會去做自己不想做的事情、把自己擺在最後、從不拒絕別人、從不答應自己。如果可以讓對方好過，我一定會代替對方受苦。而我也太瞭解那些會傷害我的人。自我犧牲有很多種形式，但不論何種形式都對身體有害。

希望這份清單能讓你清楚看見我們是如何阻擋真正的自己現身。每當我把這份清單跟個案分享，他們總是會說類似這樣的話：「哇，沒想到你居然這麼焦慮耶！」我會大笑，因為我知道這份清單裡面一定還漏寫了些什麼。但我確確實實地證明了一個人可以走出這些情緒，變得更快樂也更健康。

最重要的是要走出來，並且找到一個不會虧待自己的方式。**你做得越好，你對自己的感覺就越好，你的生活也會越快樂**。這叫作「身心整合」（做你自己而非他人），那種感覺比你想像的還要更美妙。你的能量會在體內流轉，你的身體會進入完全的自癒模式，你將看見奇蹟。還有還有，生活也會變得超級快樂，而且比現在輕鬆一百萬倍。

生命中最重要的，莫過於釋放掉任何不合乎心靈運作方式的東西。這種事情通常不會在一夜之間發生，但只要你願意一次又一次地「活在當下」，我就敢百分百老實地打包票你遲早一定會辦到。

事實上你可以看見，我的生活方式就是自癒的範本——結合了充滿喜樂的靈性生活以及偶爾會吃太多披薩、完全失去禪的視物觀點，還一團混亂。這趟前往真我與持久自癒的旅程不會切斷你跟世界及現實之間的聯繫。它會讓最棒的你融入這世間。

喬瑟夫·坎伯（Joseph Campbell）在《神話的力量》（*The Power of Myth*）中提到：「最主要的問題，在於你是否打從心底對自己的冒險說：『我願意』。」

好啦，你準備好要丟掉手中的狗屎，踏上你生命中最酷的旅程了嗎？

Chapter 2

接觸身心靈療法

做自己不容易。懊悔自己總活在他人對你的期許之中也不容易。選一邊吧！

——喬登．巴克（Jordan Bach）

二○○七年確診為萊姆病末期時，我被拋進了一個全新的世界。對當時的患者來說，似乎有這麼一個共識：醫生也救不了你。成長過程中，我眼中的醫生都是英雄跟我專屬的安全網。生病時，我們會去看醫生，醫生會把我們的病痛治好。因此這次也一樣，他們會把我醫好，我很確定。但在經歷過多年的折磨與失敗的治療以後，我終於認清了事實：就算是英雄，有時候也免不了會讓你失望。

當時，也只有那時，我甚至從沒想到過除了有形的身體生了病，就只能用有形的治療方式來醫這條公式以外，還有其他的應對方式。事實證明，除此之外還有其他辦法。

在這個章節裡，你會知道**能量體的基本概念、為什麼有些壓力能影響能量體、自癒的重要性，以及我的自癒三部曲**。這些知識將成為有力的基石，讓你明白自己在閱讀這本書時，將會有些怎麼樣的體驗。

身體的能量系統

我們能用視覺看見的身體是如此有限，而它遠不只如此。事實上，萬事萬物都遠大於我們的視覺侷限。其實一切都是能量。

來趟小旅行吧！讓我們沿著記憶小徑，回到小學時的科學課堂上，憶起那個我們多數都學過，但後來卻忘記的知識：宇宙裡的萬事萬物都會震動。每一顆原子都有自己獨特的震動動作。每一個動作都有其頻率（每秒震盪多少下），可以用赫茲為單位去衡量。簡單來說，頻率就是存在於任意兩點之間恆常不變的電流率。

一如宇宙是靠能量來運行，我們人類也是透過一個複雜精密的能量系統來運作，這個系統會影響我們所有的器官、肌肉、腺體等等。這個系統的能源來自在我們體內流動的電脈衝。

這個能量系統有如核心，使得我們的腦袋能夠運作、肌肉跟神經能接收來自腦部傳來的訊息，與在日常生活中能夠使用情緒跟思維。由於我們有能夠測量腦波的腦電波圖、能夠測量心臟電流活動的心電圖，還有其他的醫療診斷工具，所以或許你對體內有能量的概念並不陌生。體內多數的能量都可以用類似的工具來簡單測量，但有些通常被稱為比較「精微」的能量則還沒有這類能夠測量的工具。一些精微的能量包括有電磁能量、磁波振動與生物磁場。

數千年來，治療師及對能量敏感的人都看得見並感覺得到精微能量的存在。許多古老的醫療系統，包含中醫跟印度的阿育吠陀療法都是根基於人體的能量系統。在人體的能量系統中，有各種不同類型的能量模式，例如脈輪、經絡、氣場、能量層等。在這本書中，我們會直接透過技巧運用到的兩個能量模式是經絡跟脈輪。

經絡是人體的能量通道。每條經絡都會流經身體，將能量沿著特定通道運送往各個器官及組織。等到了第七章，在學習情緒釋放技巧時，你就會知道更多跟經絡有關的知識。**脈輪是體內旋轉的能量中心，**

也是儲存回憶的地方。每一個脈輪都掌管身體的不同部位，從而影響該區域的器官及組織。等到了第八章，在學習脈輪拍打技巧時，你就會知道更多跟脈輪有關的知識。

每當人體的能量場受到干擾、流動速度不規則，或是變得遲緩及堵塞時，我們就有可能會感受到各種症狀。我們可以感受到體內的能量受到干擾。例如害怕時，你就會覺得胃部深處緊得像打了一個結；情緒受到傷害時，你就會覺得胸口在灼燒；或者經歷內在衝突時，你就會覺得背部或頸部隱隱作痛。這時你所感受到的感覺，就是因為能量沒有辦法順利流進仰賴能量維生的器官、腺體、肌肉所產生的。

能量會流經身體不同的區域，而如果能量系統的一部分有了堵塞，就很有可能會影響到一部分經由同樣的能量流所串連的器官、肌肉跟腺體。舉例來說，胃經（跟胃部的能量場有關的能量通道）流經身體的正面，並包覆住雙眼。當這條「路徑」或通道出現失調的現象，可能不僅會出現胃部的病症，鼻竇也會出狀況，因為兩個區域使用的是同一條能量流。另一個例子是膽經，也是另一條能量通道，掌管了膽囊，也負責供給膽囊能量，同時還流經膝蓋。因此當膽囊的能量堵塞時，膝蓋也常常會跟著痛。

病症跟疾病或許看起來像是化學物質或物理性的失衡，但它們其實源於能量系統裡出現了一個「結」。其實，早在身體出現病症之前，我們就能偵測到精微能量場裡有了失衡的情形。所有體內的器官、細胞以及組織都有各自的能量頻率。我們的思維也有頻率。身體能量系統運行的模式可以受到操控及改變。這也就意味著，透過理解並練習區區幾個原理，你將會看見自己可以介入、提升，並且最後改善這些能量，讓你得以自癒。

其他因素諸如食物跟汙染，也被證實會影響身體的振動頻率。由於研究相關資料的原因，我發現了布魯斯．立普頓博士的作品。立普頓博士（Bruce Lipton, Ph.D）是一位分子生物學家，也是《紐約時報》暢銷書《信念的力量：新生物學給我們的啟示》（*The Biology of Belief*）的作者。他是表觀遺傳學領域的領軍人物。

表觀遺傳學研究的是我們的生理狀態（包括基因）如何去適應環境。他的作品主要是放在壓力對人體的影響，以及壓力與病症跟疾病之間的關聯性。立普頓博士在作品中跟讀者分享了一個重要的訊息：**人體的生理機能可以針對思維及情緒做出反應並調適。你不是被自己的基因構造所操控。哪些基因會被「開啟」，哪些基因會被「關閉」，這個過程主要取決於你的思維、情緒跟感知。**

這則訊息讓我們所有人都有了極大的希望，因為這表示對於影響自己的人生一事，我們所擁有的力量或許比我們想像的還要多。如今看來，顯然我們不是基因、厄運、不好的經驗或命運的人質。我們的健康狀況跟處事態度及感知互相連結。

這類的發現讓我下了一個結論：壓力可能是許多疾病惡化及心理問題產生的最重要的影響因素。為了讓身體完全康復，我試過每一種忌口、節食、治療方式，最後才意識到再也沒有什麼能夠嘗試去改善的，除了自己以外。既然亂槍打鳥式的對抗各種細菌、病毒、黴菌、寄生蟲以及我身上那不馴的細胞似乎都起不了功效，我於是結合了從立普頓博士那邊學到的知識，把注意力改放在我的能量及情緒健康上。

我知道，有許多人曾遭硬蜱叮咬或有過類似的經歷，但他們的病痛卻沒有像我這麼嚴重。我打從心底知道，除卻其他因素之外，如果我能讓自己的身心靈變得夠強壯，它們就能成為我阻擋所有病痛的最佳防線。

高度壓力

以前，我一直以為壓力就是東奔西跑，試著把自己該做的事情做完、努力工作，以及應付人生的起起伏伏。後來才明白原來自己的想法有多離譜。對我們的身體帶來最大衝擊的壓力並非來自忙著工作、有太多衣服要洗等等，而是來自生理上的壓力。**生理上的壓力源於身體處於恐慌或恐懼的緊繃狀態，這種狀態通常被稱之為「對抗、逃避或僵住不動模式」**。

有時候，新來的個案會跟我說他們有恐慌、疾病等不舒服的情況，原因是事情「做了太多」、工作太勞累，以及明明沒有體力了，還不停操勞。雖然這種逼自己超越自我極限的模式，的確會消耗體內的能量，但「做事」不是真正的問題。**問題是在於我們逼迫自己。核心問題在於，我們強迫自己用與靈魂或真我產生衝突的步調去前進**。我們真正該處理的，是為什麼我們要用這種方式過日子。

我用自己當作範例來說明這個論點。我喜歡做，做，做，做個不停。部分原因是我的人格特質，這當然沒問題。我喜歡同時處理幾個計畫、一次閱讀兩本書，有時候也會完全沉迷於某種事物中。但我體內的不適跟疾病不是這個人格特質所導致的。問題出在我過度逼迫自己。以前啊，我經常逼迫自己做東做西，因為我想要成功，想要完美無瑕，還想要控制生命中的一切。這些因素導致我陷入對抗、逃避或僵住不動的反應之中。這些因素導致了病痛的發生。

人類是種適應力非常強的生物。我們可以做一大堆事情以後才休息。但我們沒辦法擠壓自己的靈魂或真我。在這種情況下，我們的身體撐不了多久。

壓力，或稱為對抗、逃避或僵住不動反應，是由體內一種名為「三焦經」的特定能量所掌控的。我習慣將三焦經視為體內的保護者「熊爸爸」。如果將未排解的情緒經驗儲存在體內，我們就有可能處於三焦經所負責的恐慌或過度運轉的狀態中。

真正的危險不是壓力，而是身體對壓力的反應。處在對抗、逃避或僵住不動狀態時，三焦經會盡全力保護我們（就像熊爸爸保護幼崽那樣），但這種護衛行為會吸收脾臟的能量，而脾臟則是免疫系統的支柱。三焦經也掌管了習慣。如果三焦經處於高度警戒的狀態中，它會抗拒改變，以保護我們的安危。這就是為什麼，當我們身處壓力狀態時，要改變個人習慣真是超級難。我們常會發現自己拒絕他人的援手、反抗那些我們知道對自己好的事情，以及完全不在乎自己。這是因為**三焦經抗拒改變的行為，就像是某種自我破壞，認定任何新的或不同的事物會帶來更多的壓力**。

當這種能量在體內活動時，下列的生理壓力反應也會出現：

- **消化道、脾臟及其他就算減緩動作，也不會害我們喪命的器官裡的血液，會流往他處。**

- **身體會製造出更多的血糖。**
- **身體釋放出腎上腺素，導致皮質醇濃度變高，這是免疫系統受到抑制的部分原因。**
- **大腦內與短期及長期記憶相關的區塊會受到影響。**
- **心跳速度及血壓升高。**

研究發現，壓力荷爾蒙會抑制抗炎性細胞激素的產量，並增加促炎性細胞激素的產生。細胞激素是一種特殊的蛋白質，負責在細胞與細胞之間傳遞訊息，進而激發身體遇到危險時的發炎反應，以及降低壓力結束時的發炎反應。

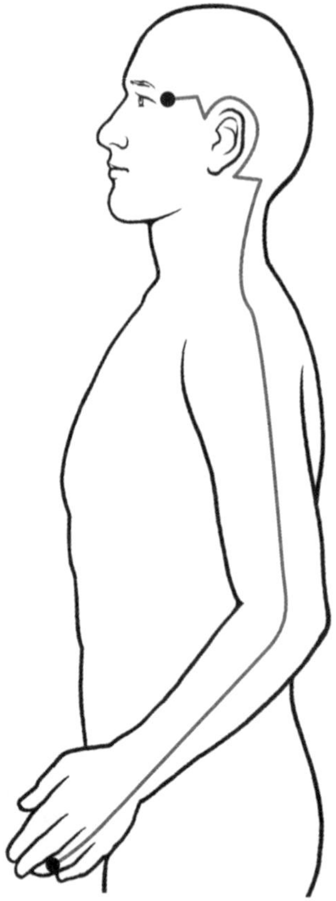

三焦經

雖然壓力的形象通常比較負面，但這裡必須指出，壓力有它重要的一面，特別是在我們需要身體產生大量的化學物質來幫助我們對抗（保護自己）、逃避（逃離現場），或僵住不動（融入該環境或躲藏起來），來避開危險的時候。

野外是證明壓力反應的重要性的好地方。動物會展現出這些行為（老虎「對抗」，兔子「僵住不動」，羚羊選擇「逃避」），但接著就會做出顫動、發抖或其他動作，來脫離這種狀態，好繼續在大環境中過活。這種模式能幫助牠們存活。

然而，許多人卻會長時間陷在對抗、逃避或僵住不動的模式中，無法將其從我們的身體系統中釋放出來，回到中立狀態。

壓力有兩種，一種是真正的威脅，另一種則源自未排解的情緒衝突、未處理的心理創傷（經驗），或不健康的情緒模式，例如使用負面的自我對話。而一個很大的問題在於，我們的身體系統無法分辨出兩者之間的差異。

如果不排解掉這些情緒模式，我們的身體可能會以自殘的方式回應。以我的經驗來說，生理壓力的成因，可能來自任何會讓我們情緒上或身體上沒辦法放鬆或覺得不安的東西。當然，除了其他事情以外，更包括沒辦法安心地做自己。

我們或許甚至不會意識到這些事對我們帶來的影響，遑論對我們的影響有多大了。雖然你自己通常會發現，但處於深度壓力卻不自知的情況卻完全有可能會發生。

有數不清的研究指出，壓力是許多心理症狀及生理疾病的主要成因。然而，問題主要不在壓力。內在壓力會害我們失去健康，所以我們要如何去應對那些會帶來內在壓力的環境才是重點。換句話說，問題在於我們與壓力之間的關係。

關於「為什麼是我？」這個問題

你現在所學到的這些資訊，我最早發現時把錯都怪到自己頭上。我在想，為什麼有些人經歷過例如戰爭這種巨大的心理創傷，卻能開心又健康地活到九十幾歲。而有些人，像我，明明成長過程中獲得了許許多多的、一點也不像戰爭帶來的心理創傷的愛，卻走上了這一步。

最後，我意識到，自己面臨的這些掙扎跟養育我長大的人無關，不是他們的錯誤或失敗，也不是我這人天生有什麼問題。事情就是這樣。或許我生來就比較敏感。或許這就是我人生必經的一段際遇。在不知道由來或答案的情況下，我選擇不再執著，是時候該繼續前進了。

我經常聽見個案問「為什麼是我？」我認識的其他人明明經歷過更嚴重的情況，為什麼我卻解決不了這些小事？為什麼我到現在還走不出來？我是不是哪裡不對勁？我想要再多解釋一些，因為這件事情很重要。

首先，我們每個人的身上都有情緒的力量──信念、過往經驗、認知、不喜歡自己等等。**這些信念會跟我們的能量系統互動，也決定了我們如何應對來自外界的影響。**

多數人都會試著去改變外在的生活，但到頭來，我們依舊失衡、不快樂或不健康。而雖然聆聽自己的心聲、離開有害的感情關係、做出對靈魂有益的其他改變等等都很重要，但如果完全仰賴它們也不是個好計畫。

當你看到持續不斷試著去控制或適應周遭的環境──不管是要趕走體內的病毒，或試圖去改變生活中會帶來壓力的狀況──所需要付出的精力與能量時，單就這點來看，你會發現它充滿壓力。

你將會明瞭，當你更喜歡自己後，再聽從靈魂之聲去做出任何必要的改變會容易許多。

第二，當你降生於這個世界時，有兩種能量是可能會隨著一起過來的，就是前世能量跟世代能量，以下簡短說明。

前世能量

前世的概念根基於一種想法或信念：在你來到這裡，降生大地之前，你還活過許多世。你從過去幾世帶來的那些經驗、聯繫、關係等，可能會對你此生的經驗帶來負面影響。

舉例來說，或許前世，你是一個發生車禍時失去了孩子的母親。那麼有可能在這世，你的能量場仍會保有一些恐懼或記憶，進而阻礙你的人生經驗。這並不是我在探索自癒流程時發現的，但我親眼見到處理這個部分對我的個案有助益。

世上有許多專精前世回溯（一種帶你回到前世以施行治療的流程）的專家，而我將教你，我是如何清除掉來自前世經驗的能量。

世代能量

世代能量是你從祖先那邊承接到的能量。你或許聽過這種能量的其他名稱，包括遺傳能量或先祖能量。一如我們可以從父母跟祖先方面繼承到基因跟人格特質，我們有時候也會繼承到他們的能量。

這些能量有可能源自他們人生、信念或恐懼，然後化為了一種未排解的情緒，來到你的身上。許多背負著沉重世代能量的人，可能總是會覺得自己頭上有一片烏雲。他們可能會經歷一段痛苦的時期，想知道這種感覺是從什麼時候開始出現的，或是從哪裡來的。他們可能會形容那種感覺不像是自己的——而他們說的沒錯，因為身體感測不到這種情緒的源頭。

我經常在有沉重能量血緣的家族裡看見這種情況，例如大屠殺的倖存者。如果你覺得自己身上可能有這種能量（但就算你沒有也一樣），去瞭解一下這個部分是明智之舉。

在處理世代能量時，很重要的是你要知道，每個人身上都有這種東西。所以用不著氣自己的父母或祖先。我們會把很多東西傳承給自己的孩子，沒人能夠倖免。人生的課題之一，就是要處理掉這些能量。雖然這些能量不是「我們的」，但為了自己好，把它們清除掉是我們的責任。

我相信，這些能量會代代傳承下去，直到它們或許進入一個心智發展成熟、神志足夠清醒的人，才有辦法被清理掉。這是一個扭轉流傳已久的家傳能量模式的大好機會。

雖然前世能量跟世代能量很重要，但記住，別把太多注意力放到這些能量上。這些能量雖然重要，但在治療過程中，它們並不會比個人的經驗、信念以及其他情緒模式重要。這兩種能量雖然值得你去探索，但千萬別被它們分了心，你自己的「東西」才要緊。

你會走到這一步，或許是因為你自己的人生經驗，又或許有一些「與生俱來」的能量影響了你。很可能是雙方都對你產生了影響。就算你的自癒或快樂程度沒達到自己的預期，這仍不表示你有問題。其實，這表示你很特別。你的自我突破、掙脫枷鎖、解開束縛都是你用耐心與堅持換來的。維他命B或忌口或地球上最強的治療方式，都比不過這個過程能帶給你的收穫。

而針對「為什麼是我？」這個問題的真正答案，就是答案並不重要。你會走到這一步有其原因，或許你沒辦法完全理解。但至少我很確定這件事：宇宙，以及你的身體，不會再讓你繼續做現在這些委曲求全、或其他讓你不快樂的事了。

這是人類的重擔也是禮物。這就是你的道路，但不會永遠維持現況。你得要從這一點開始繼續前進。

改變與壓力之間的關係

身體具備了不起的能力，能夠保護並防衛自己（透過對抗、逃避或僵住不動反應），也能治癒並修復自己。唯一的問題在於，這些流程無法同時發生。唯有在讓身體離開危機模式或持續不斷的壓力狀態後，它才有辦法進入全力自癒模式。這麼說並不是指你得要全無壓力才有辦法自癒。**只是意味著，你的任務就是要讓身體覺得夠安全了，才會開始自癒**。

要讓身體回復到足夠放鬆、得以啟動自癒模式的方法，就是脫離對抗、逃避或僵住不動模式。換句話說，我們得說服三焦經狀況很安全了，可以解除極端的熊爸爸模式了。

一個證實有效的方法，就是啟動放鬆反應（relaxation response）。放鬆反應這個詞彙的發明人是赫伯・班森博士❷，他是哈佛醫學院的助理教授。

放鬆反應指的是一種生理上的放鬆狀態，可以透過參與瑜珈、能量醫療、針灸、禱告、冥想、氣功及許多其他類似的活動來達到，這些活動都能製造出相對於對抗、逃避或僵住不動反應的效果。

放鬆反應的效果非常強大，從日常現象就可見一斑：出去度假以後，那些食物過敏的患者經常發現病情有極大改善，甚至過敏症狀完全消失。那是因為他們待在家裡時，身體通常處於壓力反應中，出外就放鬆了。或許他們更能自在做自己，是因為人在異地，無人熟識；或者只要老闆不在，就不會觸發他們「我還不夠好」的感覺，而包括上述兩種可能性在內的許多情況都會造成壓力的產生。

我將用這一整本書來告訴你我的處理流程，讓你能照著練習。這個流程很有用，因為我們會直接去釋放掉能量系統中的情緒失調根源，並消除掉其與壓力的關係。我們會採用一種叫作能量心理學的方法（也是這本書的核心基礎）。

簡單來說，能量心理學（energy psychology）指的就是能夠找出能量系統與情緒、思維、行為之間的關係的技巧。透過這樣的技巧去切入能量系統以後，我們就有機會能改變與壓力之間的關係，進而幫助我們成為最和諧又快樂的自己。

能量療法有如一個工具，讓我們能說服三焦經（也就是熊爸爸經）平靜下來，回到更穩定的狀態。唯有在那之後，身體才能結束原本的防禦及保護狀態，啟動強而有力的自癒能力。

為了要能完整而徹底的自癒，我們必須改變自己遇到壓力時的生理反應。一旦成功，憂愁就再也控制不了你，你也不用再擔心壓力會把你擊垮。

我仍記得，明明身體已經好了，醫生卻跟我說，如果待在有壓力的環境，我的復發機率會很高。要是我受了風寒或染了流感、做太多事情，或者吃了含糖的食物，我就會再次生病，他們是這麼說的。

許多人都聽過類似的話，醫生是為我好才會提醒我。然而，這句話不單成了我的個人信念，還成了我的壓力之一，因為到了最後，我覺得情況既失控又無助。我沒辦法應付壓力。如果感冒我就會再次發病。復發是無可避免的。

這句話成了我的折磨，但其實沒那個必要，因為我最後學到，**一旦你把心靈的功課做好，從本核開**

始強化自身，包括改變與壓力之間的關係，你就不再是過去那個不堪一擊的人。

如果以前醫生跟你說過類似的話，記得更新一下，這很重要。你可以承受一點小折磨。你的身體可以變得更健康，而且也能繼續維持下去，就算你有太多事情要做、吃了一些糖，或得了感冒都一樣。

如果想要變得能夠完全自主（而且獲得成功！），比較聰明的做法就是**改變我們與外在影響之間的關係以及我們會做出的反應**，如此一來，縱使道路崎嶇不平，我們也可以走得穩穩當當。

自癒的益處

假如你現在呆坐著，心想自己要怎麼從現在這個田地，進步到你可以自由表達、活出真我，同時還能覺得平靜又和諧，別怕，不需跨出巨人般的大步，只要輕輕鬆鬆地小步前進，這件事情就很有可能會發生。不久，你就會學習到，覺得事情在自己的掌控之外，是世界上最容易讓我們覺得不安穩的情緒之一。隨著你每一次的練習，身體的自癒能力就會立刻削弱掉那些深藏心底的情緒。

本質上，它能逆轉無助感。透過擁抱自癒力，你將學習到安全感就掌握在自己的雙手中。不管情況是好是壞，你都會相信「我會沒事的」以及「我可以幫助自己！」

換句話說，透過能用雙手治癒自己的這個動作，你將讓身體感受到強大的安全感，也讓身體相信自己有自癒的能力，進而確實地扭轉對抗、逃避或僵住不動反應。練習自癒的動作本身就具有療癒的功能。你很快就會發現，當情況失控得讓人不知所措時，你就是處理一切的關鍵之鑰。

要成功只有一個要件，那就是我們要做自己該做的事。即便有了藥物或其他東西的幫忙，要走完這場自癒之旅，我們自己的責任最大。

人們經常在選擇治療方式——西藥或自然療法——時倍感壓力。但實際上兩者之間沒有對錯。我們在路途中總是會選擇一種治療方式。就算對那些傾向於使用自然療法的人來說，即便中間使用了西藥，也不用覺得自己好像失敗了。

醫學治療通常會讓我們擁有更多的時間去自癒真正的傷口。只要我們覺得舒服，任何治療方式都對我們有益。關鍵點在於我們必須要塑造出一個能讓治療發揮療效的環境。我們必須把自己的土壤清理乾淨。而就我所知，要那麼做的最好辦法就是由內而外的自癒——心（精神模式），身（肉身，包括體內的能量模式），以及靈（真我本核裡的能量）。

簡單介紹我的自癒三部曲

你或許還記得早前提到的樹木比喻，必須先清理土壤，讓你能做自己，你才能獲得深層且永久的自癒。所有能夠幫助你自癒的東西都來自土壤這個要點，而這也是我進行處理的根基。以下，我將簡短說明引導你自癒的方法，等進入第二段之後，我們將會並肩前進。

第一部：臣服、接受、流動

在開始自癒之前，你得在起始點的地方先臣服。

你得要能看清楚自己這棵樹上長了些易碎的樹葉，底下的土壤則需要愛去灌溉，然後接受自己的現況。心平氣和地活在當下，是自癒過程的必備條件。

接受現況，是人生的必備條件。我知道這句話聽起來很糟，而你正在拚死拚活地想去到一個更美好的境地，但學會接受此刻這個處於一團混亂中的自己，真的超級超級重要。學會原諒自己、嘲笑自己，並不再因為每一件小事而痛斥自己。這雖然聽來諷刺，但卻是為什麼你會走到這一步的原因之一。

你一定要學會對自己寬容點；你一定要停止浪費精力奮力抗戰。或許你的目標是修正一些事情，但學會別那麼排斥你想要修正的事情，是這趟旅程中必不可少的一部分。

學會臣服的技巧至關重要，因為在這種情況下，你才會有很大的機會去為自己的自癒力建立起根基。這件事情包含開始去處理能量及思考模式。透過這種方式，你可以練習對自己溫柔一些。

你將需要這個技能，因為一個被嚴詞斥責的人很不容易自癒。你知道當別人對你這麼做時的感受嗎？這麼多年以來，你不是一直都試著要去明白父母、老師或其他人為何要對你說這些話嗎？

「你得要再多做一些。」、「你得要再優秀一些。」、「快點成功吧！」……好啦，你得開始做相反的事了；你得要學會不要給自己那麼多壓力。這是為了你的健康好。你要說些不同的話，例如：「沒關係啦，時間還夠。」、「我可以放鬆一下。」、「我過得還不錯。」我保證，這會為你的人生帶來魔法般的改變！

第二部：找出能量堵塞

有幾樣東西阻擋了我們的自癒力。為了要獲得自癒力，你身體的每一個部分都必須想要健康。雖然聽起來很像廢話，但我多數的個案都很抗拒健康。換句話說，通常在沒有注意到的潛意識層面上，他們的身心並沒有跟體內的自癒力完全協調一致，沒有做到身心整合。

所謂的身心整合，指的是想要自癒、覺得自己值得自癒、知道你可以自癒、準備好要自癒等等。不管在任何層面上，也不管你自己有沒有意識到，只要有一部分的你不想克服自己的考驗，那狀況就會變得像在強風中還要硬爬高山一樣。或許這件事情對你來說一直都這麼困難，但你現在應該知道問題出在哪裡了吧？

讓我用實際的範例來跟你說明這個概念。假設你在八年級時，因為拼字比賽的關係（你相信自己一定會輸），而在賽前開始出現恐慌的症狀。由於那場恐慌，老師決定你不需要出賽，只要坐在一邊看同學比賽就好。

即便事隔多年，現在的你是否認清，為何一部分的你或許不想要克服恐慌症狀了吧？因為你學習到，恐慌可以保護你。或許一部分的你，即便只是在潛意識裡，仍然覺得你需要恐慌來幫助你逃離一些可怕的事情——例如，被同儕羞辱或覺得情況窘迫時。這些場景會讓你無法身心整合，成為你要獲得完整自癒力的阻礙。

我們都必須要密切留意，心靈狀態是否與自己的目標協調一致。心中有阻礙，以致抗拒自癒力的人，通常都會覺得「怎麼治療都沒效」，或者每種治療方式都只會讓他們覺得更加不舒服。

身體的語言也能讓我們明確的看出哪些過往的情緒能量，或現有的行為模式應該要被挑出來，清除乾淨，才能讓我們獲得完完整整的自癒力。**身體出現的症狀裡充滿了線索、訊息與暗示，可以讓我們明確辨識出體內有哪些東西需要接受治療**。你將會學習到，要獲得自癒力的重要關鍵，事實上就是找出那些路途中的阻礙。一旦做到了，就不用去擔心接下來的路程了。

第三部：改變與壓力之間的關係

「壓力」這詞很流行，我們經常都會聽到。但記住，壓力這個問題其實沒有我們所想的那麼龐大。問題在於，你與壓力之間的關係。**重點是要找到壓力的來源，然後改變你跟壓力之間的關係，而不是要試圖消滅掉壓力**。

如果你的身體有出現症狀，我們可以明確地假定你的免疫系統受到了抑制——而你跟壓力之間的關係是主因。而倘若你只有情緒上的問題，那麼就更加表示壓力這個因素很重要，一定要想辦法把它的根源找出來。

你體內的壓力反應來自諸如下列的事物：

- **未處理經驗**
- **有害信念**
- **不健康的情緒模式**
- **恐懼**

這些面向都會影響到你跟生活壓力之間的關係，以及你如何應對。透過這些主要的領域去改變你與壓力之間的關係，會對你的生活帶來非常大的影響，非常大！既然已經知道了流程，那就是時候該前進去做點練習了。接下來，我們就是要這麼做。

Section Ⅱ

經過驗證有效
的
自癒流程

想像你正在距離海岸一英里外的海裡游泳。天空湛藍，世界如此美麗。然而，一分鐘以後，風雲變色。那些雲是從哪裡來的啊？你心想。海水怎麼會變得這麼波濤洶湧？你開始擔心起自己的安危，你開始反抗。你又踢又揮，拚盡全力想浮在水面。一開始的五分鐘，你已經把自己累垮了。現在，你的頭在水面若隱若現。

不過，如果你改變自己的方針，會發生什麼事呢？如果你臣服也接受自己的現況呢？我在一片可怕的海洋中。海浪很大。此刻就算我游泳也對抗不了這些巨浪。我已經盡力了。我想要改變現況，但當下沒辦法。如果你轉身，盯著那片巨大又憤怒的天空，然後隨波逐流呢？

你知道，接下來會發生什麼事嗎？

我知道。你會漂浮。然後你就能較輕鬆地漂往任何一個方向去。每當你臣服並接受現況，找到方法跟大環境（以及你自己）和平相處，停止反抗，就一定會有事情發生。你可以省下至少一半的力氣。你會擁有能度過這件事情的能量。你會有機會放輕鬆休息。你放棄「抵抗」，因此你耗費的精力會比之前少很多很多。

在第一個部分中，我們會探討臣服於現況的重要性，縱使你對現況不滿也一樣。你將學到為什麼這件事情那麼重要，以及能夠實際幫助你這麼做的技巧。你將得以運用你所創造出來的這個放鬆空間，好好對待自己，從而為你的自癒力建構出堅實的基礎。想要獲得自癒力，你就不能痛恨這段前進的路程。就是不能這麼做。一旦放棄掉那些抵抗的能量，你就能為自己得到一個更理智的全新出發點。同時，你也將知道如何慢慢去導正自己對現況的看法，進而讓你更能樂於處在當下，直到你去到自己真正想要到達的地方。

Chapter 3

是時候臣服了

當骨頭快要斷掉的時候説我放棄乃理所當然。

——強納森．法蘭岑（Jonathan Franzen），
《如何獨處：偉大的美國小說家 強納森．法蘭岑的社會凝視》
(*How To Be Alone*)

我們會把「臣服」這個詞解讀為放棄。不過臣服現況跟放棄截然不同，是相反的。**臣服是承認「此刻」就是改變的起點**。

在這個章節中，你將會明白臣服真正的意涵、讀到一些說明臣服為何物的案例，以及學會幫助你臣服的重要技巧。透過持咒跟優雅乞求（我所發明的、非宗教性的禱告方式）等技巧，你將不但能順利地理解臣服的意義，也會穩當地實際去執行。

在遇到考驗時，我們都會立刻想辦法轉身逃離或趕快解決，這是人類的天性。然而，待在你最想要逃離的環境中的行為，卻非常非常重要。

臣服不是放棄，而是單純地釋放掉掙扎的能量，決定不再反抗，專心自癒。活在當下至關重要，因為它也是自癒流程的一部分。你停住腳步的目的，不是為了要找到一個能夠重建你的身軀、抽取掉你心中所有負面情感的完美醫師。你停住腳步，是為了要跟自己的靈魂對話。你停住腳步，是為了要練習無論自己是個怎麼樣的人，都該仁慈對待自己。你停住腳步，是為了要轉化自己的生命，讓生命變成一段美好的體驗，而生命本該如此。

臣服是一種單純接受當下事態的行為。能夠覺得很糟的情況其實並沒那麼糟，等於跨出了巨大的第一步。當臣服於「當下」，我們立刻就會覺得自在。心情一覺得自在，我們就進入了自癒模式。我們經常會卡在一種想法，以為自癒是某種「行動」，但其實關鍵是在「心態」。那些僵硬死板的「怎麼做」並非總是必要，也不一定會帶來好處。

自癒力可以透過如讀到了一篇令人振奮的文章、某種溫和的心態、對自己動了惻隱之心，或是某個能夠帶來新見解或新方向的沉靜時刻等方式，進入你的體內。如果心靈或身體過勞，我們絕對不可能會擁有這種自療的體驗。

透過臣服於生活中的不適，我們還能獲得一個我稱之為「受折磨的好處」的超棒機會。我們將可以釋放掉體內所有那些不再適用的東西，徹底轉化為真正的自己，會變得超乎自己想像的堅強、優秀。

網站「在萊姆病中成長」（Lyme Thriving）的創辦人珍妮．羅許說得太好了：「疾病跟痛苦似乎是一夥的。然而，如果我們轉過頭去面對自己的痛苦思維，往下挖掘其根源，這些思維就會逐漸消失，我們就會進入另一個澄淨的空間，那裡就是我們本核的常駐之處。疾病跟隨之而來的掙扎，能夠用來幫助我們找到進去及出來的路。既然疾病已經存在，與其被它利用，還不如去利用它。你應該要去認識自己的真我，這是一項奇蹟，而你值得這個奇蹟。」

但為了要踏上這趟旅程，此刻，你必須要徹底地臣服於它。

跟臣服經驗有關的案例

在我自己的旅程中，臣服的能量證實了它卓越的自癒力。萊姆病確診後，醫師們都專心一意地努力要「戰鬥並殺死」那些細菌。檢查結果出爐以後，人生就只剩下殲滅那些「入侵者」。我不確定是受了醫生的影響還是我自己的選擇，但我很快就發現自己也進入了「殺手」模式。醫師們會跟我開會討論如何「消滅」掉萊姆病，「擊敗」它，把它「踢」到一邊去。我找到了最強效的藥物跟最有力的治療方法，並擁抱每一種最極端的療程，因為我認為這些痛苦的療程能讓我「獲勝」。我習得了殺死體內各種細菌及病毒的所有知識，並把自己的生命當成控制中心去做這件事。我有各類的圖表、營養補充品、藥物，將自己的每一個行動都當作與萊姆病之戰中的武器。這是西醫的思維，但我接受了，因為我當時不知道還有其他選擇。

在印度時，因為一件事情，我開始跟臣服有了連結。直到後來，我才徹底瞭解並欣然接受了這件事，但回想起來，我發現種子在當時就已然播下。

每天在醫院，只要一到打點滴的時候，我就會很恐慌。相較於美國一般的治療方式，這裡的規章跟治療方式非常不同。會這麼害怕，是因為過去還在家鄉時，我很習慣要求每一個細節，從自行施打醫師開的抗生素，到建議醫師應該幫我做哪一種血液檢查等。到了這個新的國家以後，每到了要打點滴的時候，我的身體就會緊繃，我還會神經兮兮地看著護士的每一個動作，並比較跟家鄉的作法有什麼不同，同時在腦海裡創造出一大堆過程中可能出錯的畫面。

後來，某一天的某時某刻，我自發性地臣服，選擇放棄。我別過頭……想怎樣就怎樣吧。我決定了，如果我會因為誰打點滴的方式「不合我意」就得喪命，那就這樣吧！我再也堅持不下去了；掙扎著想那些「往日事」榨乾了我體內最後一滴的能量。

事實上，針對我的這種思維模式，身體早就試著要警告我好久了。但直到那一刻，忽然間而且沒來由的，我才明白自己的反抗帶來了些怎麼樣的危害。這種掙扎只會讓我活得更痛苦——更難自癒。

在那之後的每一天，每當要打點滴時，我就會練習臣服。深呼吸，別過頭。這個儀式持續了好幾個星期以後，我才開始習慣這個流程，並逐漸接受一個事實：我或許不會因為打點滴或放棄不管就丟掉小命。這個行為很可能是我邁向自由的第一小步。在那當下我注意到，我有能力讓自己寬心，只要選擇放鬆就好了。在那之後，我多次藉著這個例子來提醒自己，藉由一次又一次的臣服，我可以省下很多精力，就算（尤其）是我很不舒服的時候。

如今我知道，過去的那幾年間，我總是忙著為「對萊姆病之戰」火上加油——症狀追蹤、意圖掌控每一個瞬間，以及憤怒地「痛扁」該疾病——我其實是在自己的體內掀起戰火。我困在一種跟所有東西敵對的局面，包括自己都是我的敵人。當你體內充滿攻擊跟戰鬥的能量時，這些東西無可避免地都會被你全身的細胞所吸收，無論是生病的細胞或健康的細胞都不例外。

臣服需要極大的勇氣。你將要做一件非常困難的事情：把你對事情的預想全部拋掉——雖然是暫時的，但還是不容易。可是要讓一切動起來，你只需要問自己一個問題，不管要問多少次都不能放棄：我是想要掙扎的走上自癒之路，還是想要順暢的漂流到那邊去？答案就在你的體內。請做出明智的選擇。

我非常喜歡自己的一個個案，我想跟你分享她的臣服案例，好讓你能有一些啟發。

最早接觸蘇珊時，她是我所有個案裡面最沮喪的一位。她有一份很長很長的清單，裡面記載了過去十年裡接觸過的每一個醫師、症狀、疾患、藥物、治療，以及應對方法。她不懂自己為什麼好不起來，但她已經求助無門。

這名女子體內的戰況非常激烈，而且情有可原。可是問題在於，她一直都在忙著不要再繼續生病下去，而她已經病得很累了。她每天都恨自己，恨自己為什麼好不起來，使得她陷入了對抗、逃避或僵住不動模式——於是讓她更難康復。她接受了幾個療程，我教了她一些技巧（你很快就會學到），要讓她不要排斥現況，即便身體有病，還是要好好對待自己。

一開始，她不確定這樣的療法有沒有效。但有一天她醒來時，她說，她覺得自己不一樣了。我請她解釋，她說這十年來，她第一次覺得思緒清晰、心情平穩。彷彿她不用再扛著這個充滿壓力的重擔，重擔上頭寫著「快快快，趕快去改變現況，或者想辦法去成為另外一個人。」

從這時開始，蘇珊的情緒跟身體都覺得好多了。當然，這不是巧合。一旦她開始接受自己、接受現況，她就有了自癒的能量。

有時候，即便我們不喜歡生命此刻的樣貌，我們還是得選擇要接受當下。而通常那正是我們所需要的。知道臣服的好處跟知道如何去臣服截然不同，所以請讓我提供你一些想法，讓你知道如何去做。這裡的目標，就是要讓你能夠舒服地處在當下的環境，好讓身體可以休息。就這樣。簡單吧！

持咒

我最早接觸持咒是在德里。在那邊，你走到哪兒都聽得見持咒的聲音迴盪在空氣之中。我跟嫂嫂塔緹安娜遠從美國來到印度，一同跪在陌生的祭壇前。在持咒開始之前，我們完全找不到任何提問或表達情緒的機會。

在我們跟著做以後，我身旁有股能量開始移動。一開始很慢，後來慢慢加速。南無妙法蓮華經。我後來知道這種練習叫作題目（daimoku）——透過持誦特定字詞，來讓個人內在的佛性顯現。

我們同時唱誦的咒語在室內創造出一種穩定的嗡鳴聲。我感覺到有種東西正在改變。不知過了多久以後，我終於睜開雙眼。我的心靈一片祥和，安住此刻。

對方要我們日後繼續練習，並持續「注意奇蹟」。我們打包離開，持咒的能量依舊在體內嗡嗡作響。歸途中，雖然還不確定這個經驗的重要性，但塔緹安娜跟我一致同意，這次的體驗至少也有「超級酷」的等級。回到病房以後，我用 google 搜尋了「題目」，發現原來我們持咒的字詞是來自蒂娜．透納（Tina Turner）所信奉的宗教。我看了一段她上《賴瑞金現場》的片段，而她流暢的持咒方式成了我新的追求目標。

每當覺得害怕、生氣或迷失，我就會持咒。疼痛的時候，持咒能從裡到外讓我舒服起來。持咒也幫助我臣服，因為它會分散我的注意力，讓我不再跟自己戰鬥，並讓我關注當下，確確實實地使得那些痛苦的時刻變得可以忍受。

數千年以來，吟詠或持咒是許多文化及宗教的修心方式。隨著唸誦出每一個字詞，咒語能夠創造出某種具有淨化能量的力量的特殊振動。反覆持咒能引導心靈脫離平日的瘋狂，進入更高階的振動狀態中。這樣的振動會在體內漣漪般擴散，清除能量堵塞。這麼做很重要，**因為會抱持戰鬥的心態並反抗自己當下的處境可能源於能量的失衡，但也會創造出另一個能量失衡**。

因為我們體內的每一個分子、細胞、組織、器官、腺體、骨骼等等都有自己獨特的振動頻率，所以任何會跟這些東西相互作用的聲音或振動，都會對我們帶來很大的影響。

我們經常因為無法立刻去「做」什麼而覺得不舒服，因此持咒的另一個好處，就是讓我們有一件可以促進健康的事情可以「做」。它提供了一個實際的行動，來幫助我們轉移注意力，不再一心一意只想著要把手邊這件事情搞定。可以重複唸誦的句子稱之為咒語。

在許多情況下，咒語是依據神祇的名字來選擇的，不過你可以使用任何具正面意義的句子，從古老的宗教或靈性字句，到能夠幫助你達到身心整合境界的詞句都可以。就跟萬事萬物一樣，話語也是能量。所以，話語能夠直接影響我們的身體。在知道了這件事情以後，我建議你可以選擇一句話當作自己的咒語，不管是聽起來很舒服的句子，或是對你來說很有意義，會讓你覺得心情很好的句子都行。

由於咒語具有無限的可能，因此要把所有的咒語都列完還久著呢！不過下列咒語倒是個很好的出發點。你很快就會順利找到自己的持咒了。

嗡（Om）——嗡是梵語中的一個字，經常被形容為宇宙之聲或創世之聲。你可以把它想成是一顆象徵性的「種子」，可以長成任何的東西。雖然具有印度教跟佛教的背景，但無論你的信仰為何，都可以把這個字當作你的持咒。

嗡嘛呢叭咪吽（Om Mani Padme Hum）——這是西藏的咒語，意義大概是說「向持有珍寶蓮花的聖者敬禮祈請」。這裡的珍寶指的是佛陀的慈悲心，而導向自己的慈悲心總是會對自癒力帶來益處。

荷歐波諾波諾（Ho'oponopono）——這個夏威夷語的咒語是指「我愛你，對不起，原諒我，謝謝你。」這些話都很棒，很適合對自己說！

南無妙法蓮華經（Nam Myoho Renge Kyo）——這句咒語翻譯成「我將自己奉獻給妙法蓮華經」。這句話的發明人日蓮鼓勵大家經常誦唸南無妙法蓮華經，持此咒者可以發散出內在的佛陀本性——增進他們的智慧、勇氣、自信、活力跟慈悲心。這是我學到的第一句咒語，我很愛它帶給我的感覺。

嗡卡姆迦納帕達耶納嘛哈（Om Gum Ganapataye Namaha）——這是一句對印度神祇象頭神的禮讚，意思是「障礙的排除者」。這句話背後的意義很療癒。誰不想要自己的障礙被排除掉呢，對吧？

我是（I am）——這句話本身就具有力量——因為依據我的解讀，它的意思是「我足矣」——你可以輕鬆地把它變成肯定句：我變強壯了、我很平靜、我在自癒……諸如此類。

我能夠（I can）——我能夠是一句非常有影響力的話，讓我們能提醒自己我們所具有的無限力量跟潛力。我最喜歡把它延伸為我能夠搞定這件事跟我能夠自癒。

一切順利（All is well）——這是我在讀露易絲．賀（Louise Hay）的作品時，學到的話裡面最喜歡的一句。即便我曾經不相信它，仍感受到這句話的真實。

活在當下（Be here now）——這句話讓我們活在此刻，讓我們沒辦法去後悔、憤恨或擔心。如果我們把注意力放在過去或未來，這些負面情緒就很可能會出現。

我也會度過這個難關（This too shall pass）——我個人超喜歡這句話。我經常用這句話來提醒自己任何事情都很快就會過去，包含我人生的此刻及當下的情緒等等都一樣。當我願意放下，任何事情都會跟一陣風一樣快速吹拂而去。

我很好，我很完整（I am well, I am whole）——摘自一本小書《科學的治療宣言》。作者是帕拉瑪罕撒．尤伽南達，他還寫過一本很有名的書叫作《一個瑜伽行者的自傳》。這個宣言是我最最喜歡的一句。經歷疾病或苦難時，我們經常會覺得自己支離破碎。這句宣言能夠逆轉這個固有的思維。

謝謝你（Thank you）——感恩是最強的自癒振動之一。你或許有聽過，在一些故事裡面，單靠一顆感恩的心，就幫助人們度過重重關卡。處於考驗之中時，多數人都很難心存感恩。然而，一遍又一遍地說出這幾個簡單的字，就已經很有力量。如果英文不是你的主要語言，我建議你選擇一種對你來說最具意義的語言，去說出這幾個字。

一隻鳥接著一隻鳥（Bird by bird）——作家安．拉莫特在自己的書《關於寫作：一隻鳥接著一隻鳥》裡面講了一個撼動人心的故事。在她哥哥十歲時，因為隔天學校要教一份鳥類報告，因此忙得焦頭爛額。她父親在他身旁坐下，摟住她哥哥的肩膀說：「一隻鳥接著一隻鳥吧，朋友。只要一隻鳥接著一隻鳥來就好。」這個一隻鳥接著一隻鳥的概念十分療癒。你可以持續唸誦這句話，來從需要搞定一切的沉重心態中解放出來，特別針對那些需要一口氣全部搞定的。

在你要開始持咒來幫助自己舒緩此刻的情緒之前，我建議你設立一個目標。以下是我在唸誦臣服咒語之前會先說的禱詞，簡短又甜美：

宇宙及內在的靈魂，請讓這些振動穿過我的身軀，清除掉我此刻所有的抗拒。

請幫我找到寧靜。

事情就這樣成了。

你將開始持續持咒（用你喜歡的節奏去重複唸誦那個句子），唸越久越好。第一次用非自己母語的語言去持咒時，有時候可以上網查看看，聽看看影片或音檔的發音，這樣你就能聽見他人的持咒方式，這會有幫助。你也可以立刻就持咒。開始的時候慢慢來沒關係。

我以前剛開始持咒時，唸的時間很短。唸個一兩分鐘就會覺得無聊，或者分了心神。但我在那之後逐漸進步。我現在會用手機來計時，一次設定個幾分鐘，時間過去了以後就再來一次，不停反覆。

一開始時，持咒通常都柔和而緩慢，然後會越來越大聲，越來越快速。不過你要持續下去，讓咒語裡的振動進入你的體內，讓身體覺得舒服，這時你的身體就會有最強的自癒力。如果你躺著，或許沒什麼體力時，記得一定要小聲持咒。如果你覺得坐著持咒很困難，也可以選在慢走或散步的時候做。

持咒簡單到幾乎要讓人覺得這也太容易了吧。不管你要用什麼樣的方式去嘗試，記得要找到自己的節奏，然後用自己的方法去持咒即可。

訣竅：我喜歡透過持咒來臣服現況。不過在持咒時，如果把注意力放在身體特定區塊的、正在移動的能量阻塞上也非常棒。還記得咒語裡的振動是如何穿過你的細胞嗎？你完全可以利用咒語的特點，來把振動導向身體或心靈內最需要用上的地方。只要簡單的設定一個目標，或者在開始持咒之前，先說一段禱詞，說明自己想要利用那些咒語的振動清除掉什麼東西。選擇一個喜歡的咒語，立刻開始持咒吧！

優雅乞求

成長過程中，我沒有禱告過，甚至抗拒禱告這種想法。在我最深沉黑暗的日子裡，我會乞求。我會在黑暗中大喊，沒有針對任何特定對象，只乞求誰來幫幫我。一次又一次，只要身陷絕望之境，我就會乞求。姿態不怎麼優雅（當時），但非常真摯，混合了從我的臉上滴下的淚水跟鼻涕。每當我陷入自認單憑自己無力逃離的境地時，我就會乞求，而這麼做，能給我帶來我心情上迫切需要的短暫舒緩。

請記住，這招對我來說有用，沒有規則、充滿生氣勃勃的創意跟自由，讓我跟乞求之間的感情逐漸鞏固。隨著時間過去，它成了一種專注的行為，就算動作還沒開始，我就已經能感受到體內能量的流轉。我開始好奇原因。為什麼這麼做會有效呢？

因為我臣服了。因為我的身心靈都臣服了，所以脫離了「我現在就得搞定這件事」的重擔。我把這個能量交給了比我更強大的一股力量。

在進行臣服時，我們會獲得最最重要的放鬆反應。臣服是極致的放鬆，你什麼也做不了，事情該怎麼樣就讓它怎麼樣。現在有很多人在研究禱告的益處。其實，我相信這些益處最主要也是來自放鬆反應。

我最早那些尖叫及痛苦的行為如今已經變成優雅乞求的技巧，有點像禱告，但裡面沒有任何負面的宗教意涵。事實上，我偶然發現祈禱（prayer）這個詞源於拉丁文的 precarius，意思是「透過乞求來獲得」。因此這個方法人人都能理解也都適用。當我完全願意放手的時候，它的效果會最強大——但我通常不會放手，除非已經失去試圖掌控現況的一切選擇。

雖然這個祈禱或乞求的目標並不必然是要自癒，但似乎它常會伴隨著出現。美國老人學學會發表了一項研究，指出了在術後的心理復原一事上，祈禱所扮演的角色。研究人員觀察了一群共計一百五十一位老年患者，在動完心臟手術以後，因禱告而引起的效果。❸研究結果顯示，多數患者都會針對術後遇到的問題跟上帝禱告，而禱告似乎能夠極有效的減輕憂鬱及整體的憂慮。

一份由美國國立衛生研究院贊助的研究報告顯示，相較於那些不常祈禱的人而言，一個星期至少祈禱一次的人罹患高血壓的機率會降低百分之四十；❹辛辛那提大學的研究人員以住在內城區裡患有氣喘的孩子作為研究對象，提出了一份研究報告。這份報告顯示，相較於那些沒有禱告跟冥想的孩子，有禱告跟冥想的孩子出現的氣喘症狀較少。❺

在自癒的過程中，我把以前那些多數隨口說說就忘掉了的祈求，修改得更具結構性，目標也更明確。以下，我將跟你分享一些自己的做法，相較於最早的無對象瘋狂尖叫，新方法像樣了一些。

透過這種方式，你是希望有人來幫助你面對那些目前無法掌控的事物，你是希望能夠臣服，讓你能對現況更處之泰然。這麼做，能讓你在之後更輕而易舉地飄流或漂浮到你理當去到的下一個境界。

只要記住，過程中，要溫柔對待自己。社會、媒體，或許再加上醫療人員，都把你訓練成要去「抵抗」。我們得跟癌症「開戰」，我們得「打倒」心臟病，諸如此類的形容方式沒有盡頭。我們下意識被訓練成要不停戰鬥，至死方休——如果必要，付出自己的性命也在所不辭。改變需要勇氣。不過我們是天生的勇者。你會做得很棒。

最重要的是，放輕鬆，大聲、驕傲、反覆地乞求；用跟你的靈魂最有共鳴的字句乞求。把雙手放在胸口最能讓你平靜的地方，然後深深地大吸一口氣，唸誦出下列的句子，唸一段或全部都可以。每唸完一段就深呼吸幾次，直到你放鬆以後，再繼續唸。

針對宇宙：親愛的宇宙，請幫助我，讓我能臣服於此刻。請幫助我，讓我能臣服於這個過程。請幫助我，讓我能相信自己需要留在這個境地。而當我需要前往其他境地時，將會有力量引我前去。謝謝你，事情就這樣成了！

針對內在自我或高靈：親愛的內在自我，請幫助我，讓我知道自己可以好好地待在當下的境地中。請幫助我，讓我釋放掉這個難以承受的能量。除了任由「該發生」的事情發生以外，我什麼也不需要做。謝謝你，事情就這樣成了！

心中不針對任何對象的「優雅乞求」：此刻，我請求釋放掉所有的抗拒。我請求釋放掉所有抗拒的能量，好將這些能量使用到自癒上。我請求讓自己安住於此刻，並相信明智、鬆懈以及豐足正在向我靠近。謝謝你，事情就這樣成了！

現在你已經知道該怎麼說了，請自在地編想自己的優雅乞求說詞吧。或者，如果你覺得我早前那種原始又瘋狂的版本比較能釋放你體內能量，那就大聲地哭求尖叫吧！我是過來人，我跟你保證那絕對有效。當真有那樣的需求，就吼出來吧！

****

你現在有兩樣工具能幫助你開始臣服：持咒跟優雅乞求。在第三部中，你會學到情緒釋放技巧，是改變你與壓力之間的最好幫手。然而，要是你依然無法順利臣服，ＥＦＴ拍打或許也會是個幫得上忙的技巧。回想我打點滴的故事可能也幫得上一些忙，因為當其他方法全部失效，你真的只能選擇放手。

現在既然你明白臣服對健康有多大的益處了，就讓我再說兩句，讓你心裡更踏實。在更安適於現況以後，你將會發現自己能夠自然而然地讓心情進一步更舒坦。在下一個章節裡，你將會學習到，如何利用這個更放鬆的狀態，去創造堅實的自癒基礎。

Chapter 4

創造堅實的自癒基礎

我認為，我們只需要知道兩件事。

宇宙會挺我們。一切都會沒事。

——潘．葛蘿特（Pam Grout），
《9 個實驗，印證祕密的力量》（*E–Squared*）

在你學習安住此刻的同時，有一些美好的事物也會同時發生。少了不停反抗的能量，現在的你能創造堅實的自癒基礎。在這個章節中，我們會準備好舞台，讓所有的轉換及改變得以登台亮相。你將學會如何有效創造堅實的基礎，讓自癒力得以往上興建。做這些事情並不需要大量的時間或精力。如果你願意緩步前行，堅持不懈，就已掌握致勝關鍵。

在這個章節中，你將獲得幾樣工具，得以做到下列的事情：

1. **導正身體的極性**
2. **促進交叉能量模式**
3. **平衡你的胸腺**
4. **一步步讓思考跟感覺更正面**

處理這些元素，就好像在蓋房子之前，先鋪好一層堅實的水泥地基一樣。地基越穩固，房子就越能蓋得高，對不對？就讓我來告訴你要怎麼做吧！

1：導正身體的極性

一如磁鐵，我們的身體也有南北極，南極是腳底，北極是頭頂。其實體內的每一個器官跟細胞都有極性。想像每一個細胞就有如一顆小電池。大體上，身體的正面（肚子、腳背、手背）應該是正極，身體的背面（背部、腳底、手掌）應該是負極。然而，實際情況卻常是顛倒或互換。簡單來說，這就像你的電池裝反了一樣。當發生這種情況時，我們就沒辦法正常運作，可能會對能量療法產生排斥反應。

接地（有時也稱為吸收土地能量）就是要讓你與地球的南北極連接的根本作法。**接地能讓大自然的療癒力量及地球的節律進入身體，導正身體的極性**。

綜觀歷史，人類一直以來都赤腳走路，睡在地上。這個過程能夠幫助身體自行校準，使之契合地球的節律，使器官、組織及細胞所發出的電流趨於穩定。也就是說，我們的電池能夠正常運作了。但現代化的生活——包括穿著橡膠及塑料底的鞋子，以及幾乎隨時都在使用手機或電腦等電子配備——使得我們失去了跟地球能量之間的連結。如今，有越來越多的研究揭露了與地表豐沛的電子重新取得連結的好處。一份刊載於《環境與公共健康期刊》的研究報告指出，跟地球電子重新取得連結，有可能會激發與壓力相關的正面生理變化。❻研究人員發現，人體接地可以「強烈影響生化、生物電、生物能量的流程，進而大幅調節慢性疾病的病況。」在研究中，研究對象一經接地以後，不僅壓力減少，也能取得自主神經系統的平衡（自主神經系統的主要功能是控制對抗、逃避或僵住不動反應）。

請容我來解釋一下，為什麼這個發現對你的自癒基礎很重要。極性顛倒就像電池裝反了，使身體無法正常運作，而影響層面包括信念系統的改變、重新訓練思維模式，以及其他你想要嘗試的正面改變。

接地還有另外一個好處。還記得超級重要的三焦經嗎？接地也會影響這個能量動力。接地是能說服三焦經放鬆的、一種既天然又非常溫和的方式。我們的身體本來就知道如何攝取地球的電子，好讓體內的能量得以平衡。而在三焦經放鬆以後，你也會取得情緒的平衡。相較於處於跟一切對抗的情緒狀態下，在三焦經放鬆之後，想要變更習慣、壓力模式，以及能量模式等，就會容易得多。

透過接地連結南北極的能量場後，能夠使人體內的重要電路變得完整，進而幫助身體的運作。要怎麼做呢？我將跟你分享兩種方法：分為室外跟室內。

室外接地

為了要使你的南北極與地球的南北極接地，你可以用一種很簡單的技巧：背靠著一棵樹坐下。找一棵樹，脊椎抵著樹幹，赤腳平放在地上——泥土、沙地（沒錯，我說的就是沙灘！），或草皮。找事情打發時間。就這樣，樹根會把身體的能量吸入大地，然後再回歸身體。這招非常有效，能使你體內的電路變得很健康。理想狀況是每天十五到三十分鐘。不過我通常只有二到五分鐘的空閒時間，但身體還是會覺得比較舒服。

如果找不到一棵可以靠著坐的樹，在草皮上走動（溼草皮更好）也是非常有效的接地技巧。

訣竅：當找不到什麼自然的東西來踩，沒有上保護塗層的混凝土也是不錯的接地源。而由於混凝土泳池是在地表之下，所以也是絕佳選擇。

室內接地

要做這個動作之前，你得先拿一支不鏽鋼湯匙。如果你不確定手頭的湯匙是不是不鏽鋼製，可以看看湯匙上面有沒有印上「SS」。

大量的能量經常會卡在腳背上肌腱與肌腱之間的區塊處。因此，腳掌會很難從地面「吸取電子」，而我們的身體需要這麼做才能獲得健康的極性。利用一根不鏽鋼湯匙，你就能改變這種情況。不鏽鋼裡面有一種礦物，能夠幫助化解淤塞的能量。**用湯匙頭部的邊緣處輕輕在腳背上一次又一次畫大叉叉。這麼做能幫助分解腳背上的能量。接著，用湯匙的橢圓形底部去摩擦腳底（任何方式都可以），這樣能幫助活化腳底的小型能量中心。**

目標是一次做個幾分鐘，一天至少一到兩次。這個動作對身體很好，隨時都可以做，不管你是想要治療重大病痛，或只是想維持能量的健康流動都適用。

2：促進交叉能量模式

為了要優化心靈跟身體的效能，體內的能量應以交叉的方式流動。體內能量流動方式本就應該如此。想想看，身體自然而然地進行了多少種交叉的動作：大腦會同時運用左腦跟右腦；走動時，雙手會前後擺動；嬰兒時期，我們會輪流運用左手左腳跟右手右腳爬行等等。就連我們的ＤＮＡ都呈現交叉的模樣。如果能量系統亂成一團，就會停止左右交叉，而開始在體內上下流動。我在唐娜．伊頓的作品中初次得知，這種情況稱之為「同側」能量流。

當體內的能量是以同側模式流動時，你就算不上完全健康。幸好，要改善這點很容易，前提是你要耐得住性子。重新訓練身體的能量以交叉模式去流動，就跟要提醒它怎麼去做同樣容易——堅持不懈。即便你已經完成了自己的自癒目標，每天依然可以持續做這件事。維持體內的交叉能量模式有效運作，不單對獲得一個健康的身體至關重要，也能夠使你繼續維持自己的健康。

手指繞眼運動

繞眼運動是一種輕鬆又有效的工具，能讓你重新訓練能量。我發現這個技巧的幫助非常大。

針對這部分，唐娜．伊頓也有她自己的運動方式，你或許也會想研究看看。

首先，將一手的中指放在兩眼中間的鼻樑上。接著，在緊按住以後，沿著雙眼畫∞。一開始，先將手指拖往其中一邊眉毛上方約一公分左右的地方；順著額頭

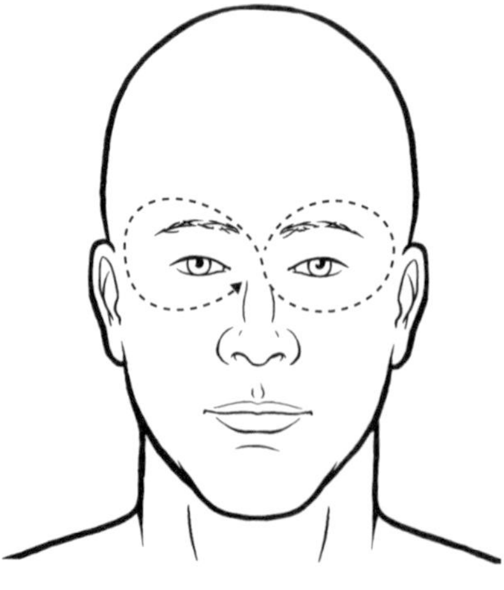

繞眼運動

繞圓，到眼窩的外側；接著來到顴骨的下面，再回到初始點。繼續同樣的動作，不過把手指繞向另外一眼。建議這個動作要做十次。每天做三回，或不管你想做幾回都沒關係。

3：平衡你的胸腺

胸腺主掌了身體的免疫系統。胸腺位於胸腔上端，胸骨後方，心臟上方。就因為它的所在位置，整體療法領域的先驅約翰．戴蒙醫師說，胸腺是心靈與身體之間的連結。❼胸腺位在心輪的區域中，這部分你在第六章會知道更多。

胸腺負責製造T細胞，而T細胞對於維繫免疫系統的正常運作非常重要，其功能包括保護身體免於罹患過敏、自體免疫疾病，以及免疫力不全病。因此，我認為胸腺要健康，我們才能夠得到完整而永久的自癒力。

由於胸腺非常強大，又與身體的其他部位緊密連結，

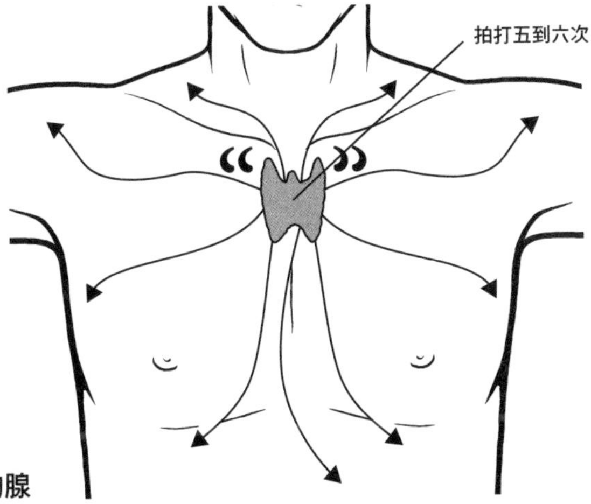

胸腺

因此幾乎體內所有的堵塞或失衡，無論位在何處，都可以藉由平衡胸腺裡的能量，來將之清除。在第七章中，你會學習到如何透過胸腺來清除掉堵塞的情緒。

拍打你的胸腺

用指尖拍打胸腺能夠帶來刺激，強化胸腺，使之平衡。這個動作不僅快速，更能對能量系統整體帶來絕大的好處。只要在深呼吸的時候，簡單拍打十五到三十秒就可以了。這個動作一天至少要做三次。為了要讓你更容易記得做這個動作，你可以在做其他的日常活動，例如每次去倒水或上廁所時就拍打一下胸腺。要養成在做其他事情時就做胸腺拍打的習慣。

在拍打胸腺的時候，你可能會覺得痛痛的。不要因為這樣就停。疼痛通常是警訊，表示裡面有堵塞的能量，意味著你非常需要做這個動作。隨著時間過去，在胸腺變得更平衡以後，疼痛就會減輕。

4：一步步讓思考跟感覺更正面

如果你曾經對「靈性」感興趣，那你多半聽過吸引力法則。吸引力法則經常被稱為「祕密」，因為同名電影而聲名大噪。吸引力法則的想法源自「物以類聚」。意思就是說，我們散發出怎麼樣的能量，就會吸引來相同的能量，或被相同的能量所吸引。

雖然吸引力法則的概念聽起來很棒，可是當事情的走向不如預期時，我們很容易責怪自己。還有，人們經常會犯下一種錯誤：明明自身已經陷入巨大的困境中，卻還想要有劇烈的改變。這種做法成功機率很低，甚至還可能產生反效果，使得你到頭來更沮喪，甚至要更費勁去掙扎。我決定透過這個流程，來幫助你培養一種正面的新體驗。我知道這種體驗能有多強大！不要急，我們將知道「慢慢來」多有效。

基本原則：心想事成

我們知道，我們的身體就跟宇宙一樣，充滿了振動跟頻率。根基於能量與振動的吸引力法則宣稱：「同性相吸」。這句話的意思是說，我們就跟天線一樣，會發射訊號，注意到並吸引回跟自己本質相同的東西。類似的振動頻率會彼此吸引。一些例子包括：愛情的頻率會吸引更多愛情；恐懼的頻率會吸引更多能導致恐懼的經驗；匱乏的頻率（無論是連結到金錢、愛情或健康）會吸引更多匱乏。

換句話說，無論你在生命中注意到何種振動或能量，類似的振動或能量就會從這個宇宙這座大池子（或如《9個實驗，印證祕密的力量》及《9個實驗，印證你隨時都能展現的魔法及奇蹟》〔*E-Cubed: Nine More Energy Experiments That Prove Manifesting Magic and Miracles Is Your Full-Time Gig*〕的作者潘．葛蘿特所稱呼的「有無窮可能性的能量場」）吸引到你的身上。

不過，不管你怎麼稱呼這種能量來源，我們都說這叫心想事成。所以，如果你心情愉快，充滿正面情緒，你就會發送訊號給大宇宙，吸引「性質相同」的東西回來，例如健康、富足以及愛。

如果你心情不好，心情憂鬱，你送出的訊號就會吸引更多類似的東西回來，例如匱乏、貧困、疾病，以及消極。一如我們在臣服那個段落裡面所學到的，滿足現況很重要。

最棒的是這個：如果你轉換思考，態度正面，要滿足於現況就容易多了。而如果你的思考變得更正面了，那麼你就會吸引回更多正面振動，能夠幫助你繼續前進。

最早得知吸引力法則的存在時，我嚇死了，也恨死了那個概念。我擔心每一個負面想法都會害我生病。我決定假裝這個法則不存在，而我也會過得好好的。但沒多久，在我參加一場治療座談會以後，吸引力法則第一次甩了我巴掌。一個人正在說明自己是如何從癌症中康復時，忽然心血來潮，要那些有得癌症的人舉手。在超過五百人以上舉起手以後，大家都注意到，顯然超過百分之九十五以上的癌症患者都坐在同一排椅子上，而且還都坐在一起。

驚人的是，在小小地討論了一下以後，那排人都承認他們幾乎不認得彼此，也不知道坐隔壁的人有罹癌。他們就只是彼此吸引而已。沒錯，這就是吸引力法則，對吧？

就在這時候我才意識到，排斥吸引力法則，無視它的存在，就有如不讀遊戲規則就直接玩遊戲一樣。因此，我決定再一次從另外一個角度去正視它的存在，並找到了一個適用於自己的辦法。在這麼做以後，我變得比較不害怕，也覺得自己更有力量了。我真心認為，吸引力法則讓我得以用比較輕鬆的心情去面對每一天的掙扎，比較可以接受自己當前的處境。不單如此，我覺得吸引力法則也幫助我自癒。這就是為什麼，我真的想要幫助你去瞭解並使用它——也讓你免於接觸到任何我所感受到的恐懼及負面思緒。

讓我再次跟你保證，在閱讀這本書的過程中，你將要做的所有運動都能增強你的振動及正面能量，也會幫助你改變想法，因此依據吸引力法則，也會自然而然地為你帶來益處。**你體內儲存的負面能量越少，身體的振動力就會越強，能量也會越集中，就算沒有刻意去維持也一樣。**因為讀了這本書，你已經在走向正道的路途上。讚啦！你現在不僅立刻就可以改變自己的意識思考模式，而且之後也隨時都能這麼做。這就是為什麼我要在這裡跟你分享這個方法。

我對吸引力法則的看法

基於「同性相吸」的概念，吸引力法則認為只要改變你的想法，就能夠改變你的感受，隨之影響你能量的振動及眼中的現實。多數吸引力法則的大師都告訴你現實源自思考——沒了。

不過呢，我有點是吸引力法則中的自由主義者。我相信，思考及其背後的振動會大大影響我們的現實。影響很大喔！**我們是自己生命的共同創造者，沒有事情是純粹天注定的。**

然而，我認為還有其他的影響因素。即便我深深相信我們是具有強大力量的生物，我同時也深信人生有時就是會有衰事發生，而我們沒辦法瘋子似地逼迫自己去追本溯源，找出自己是如何「吸引」它們過來。

如果想要把體內的能量轉為正面，那麼以下的事情你得要先知道。**當你的渴望或振動完全與人生的最高利益相符時，你的吸引力會變成最強**。意思就是說，你負責試圖送出最強的訊號（喔耶！），但宇宙也在為了你的最高利益而伸出援手。這些事情的顯化有時會來得比較晚，但這種遲來的顯化總是會為我帶來益處，因此不要一遇到這種情況，就立刻怪罪自己一定是做錯了或動錯了念頭。你的顯化過程跟宇宙息息相關，而宇宙正引導著你往正確的方向前進。也就是說，你雖然超酷也超強，但你也有自己的極限，懂嗎？

我知道你很難相信自己竟然如此強大，能形塑自己眼前的現實，因為別人都會說一切命中注定。而在知道我們竟能對現實產生這麼大的影響力以後，一定會覺得自己身負重任。

作家及心靈導師瑪莉安．威廉森在其著作《發現真愛》中提到：「我們最大的恐懼不是自己不夠格。我們最大的恐懼是自己強大得不可量度。我們最怕的不是自己心中的黑暗，而是自己心中的光明。」的確如此。

為了讓我們更害怕自己的力量，吸引力法則經常會啟動我們的大腦內的「自責」模式——會產生這些負面想法都要怪我自己。不過，在你開始嚇得要死之前，有兩個重要的事情你得先記住。

首先，顯化不會立刻發生。哈利路亞！振動的背後一定要有某種動力或推力。意思就是說，你有很多時間可以來練習把注意力轉移到你想要的東西上，同時也把注意力從你不想要的東西上轉移走。相信我，我有許許多多「不完美」的想法，而我不會立刻就被這些可怕的東西擊倒。因為每一個稍縱即逝的念頭，都沒有足夠的力量來讓宇宙能量來場大爆走。感謝上蒼。

另一件需要記住的事情，就是**意向很重要**。事實上，想要覺得心情更舒坦或從現況中解放的意向是種高度振動。因此，即便真的覺得自己背透了，我們還是有很大的機會去運用自己的意向，來發送出我想要覺得快樂的訊號。我們可以把注意力放在正向感受上，或也可以渴求好事發生。我們想要快樂的強大渴望威力非凡，因此就連這些「倒楣時刻」也打你不倒。真是天大的好消息耶，對吧？

亞伯拉罕─希克斯的這句格言解釋得很清楚：「很快地，在不久之後，你就會回過頭來看著人生的這個階段，不會埋怨也不會責怪……不會究責也不會怪罪，你會感謝這段日子。因為你將明白，就是人生的這段時光，讓你腦海裡產生了新的渴望，而這個渴望將帶領你通往人生的高峰。若少了這段時光當作對照，你就不會產生這樣的渴望，也不會到達下一個境地。」❽

把吸引力法則想成宇宙的配對服務吧！它不是要用來傷害或懲罰誰。它只是想為你找到一個能量伴侶。沒有人會因為腦裡有「不好」或「負面」的思維或信念而惹上麻煩。我們只是在跟宇宙跳一支能量之舞而已。我們的任務是要學會舞出自己最美的振動，而宇宙會幫我們找到一個天造地設的超棒舞伴。

把注意力放在更美好的事物上

要讓自己快樂些，其實全在於觀點的轉換：把重心從哪些事情出了錯，改放到哪些事情很順利，就算其實沒那麼順利也沒關係。

我不是要你忽略壞事的存在（相信我，我試過，完全沒效）。但認清事實，感受現況，然後選擇將思緒與感受轉個彎，哪怕只是放到稍微好一點點的事情上，也是非常好的自癒練習。

在你未來面對除了臣服現況外別無他法的情況時，這個練習就會派上用場。要做這個練習時，建議慢慢來就好。你只要讓心情好一些些就好，這會比試圖大躍進要好得多。只要你能夠把思緒轉到正面的方向，哪怕一星期只做到一次，那你就走上了正確的方向。

把注意力放在解決方法上

把注意力放在症狀及匱乏之上，會讓思考走錯方向；而放在解決方法上，則能刺激正面思考。不管那玩意兒是什麼都沒關係，只要能讓自己好過些，那你發出的訊號就是金光閃亮亮。我們這些十足崇尚自然療法的人只要嘗試了其他療法，就會立刻變得絕望或沮喪，會覺得自己失敗了。

不過，說真的，只要你能夠找到方法去喜歡那種療法，把能量放到那種信念上，那麼任何療法都會對你帶來好處。我會說個例子讓你知道這是怎麼運作的，縱使是或許會讓自己覺得不舒服的東西也可以。

不要去說或想「我會選擇吃藥，是因為病毒正在摧毀我的身體，而我又沒辦法讓自己快快好起來」，你應該把想法改成「我會選擇吃藥，是想要借助外力來治療自己的身體，與此同時，內部的治療就交給我。吃藥會讓我有機會可以休息一下，等於給了我支柱，讓我治療自己的身體，能夠讓我覺得更舒服，甚至病會好得更快。」

知道要怎麼做了嗎？有注意到後者是怎麼幫上忙，讓你安適於當下了嗎？你可以只要稍稍改變一下自己的想法，把注意力放在其他地方，效果仍舊相當強大。你接下來的想法可以類似「我不會永遠都需要仰賴藥物的幫助。」、「感謝老天給了我這個選項，讓我可以放鬆一下，讓藥物來治療我的身體。」、「現在不用全都靠我自己了，這種感覺真好。」

這種思考模式的轉換能幫助你安適於當下，從而提高你的振動頻率。還記得我們早先提過的臣服體驗嗎？稍微改變思維，你就能順利進入臣服的狀態。

要進入一個讓你舒服的新境地的最快方法，就是要**跟現況和解**。如果你持續不斷地跟不公平的現況抗戰，就等於讓自己不停跟那種負面能量面對面交手，因此要去到其他的境地就會變得非常困難。

認清自己要什麼

每當提到或想到自己不想要什麼時馬上停下來，同時立刻開始告訴自己你想要什麼。與其去想「我再也承受不了這種痛苦了。這種日子太慘了，我過不下去了」，不妨試試「我想要讓自己開心。我想要自由自在地生活。」

在改變說法時，不要使用任何負面字眼，因為心想事成。你想要變得正面，那才是你真心想要的。如果你專注在「我不想要有這種感受」，就是在把注意力放在你不想要的東西上面，並且發送出吸引同樣東西的訊號。

寫下日記

我不會寫那種一般的日記。不過，我的確有一本「顯化日記」，也偶爾會寫一下。裡面寫的不是感受，而是**我想要擁有的感受或想要發生的事情**。

這是提高振動頻率的妙方，也能讓你開始因為一些還沒實現的事情而覺得開心。這麼做能激發你想要的情緒或感受。舉例來說，當我的作家經紀人在四處找人買下我的書的版權時，我會陷入自我質疑的迴圈，所有作家皆如此。但在日記裡面，我實際寫的東西是知道自己跟對的出版社合作，以及一切事情都圓滿順利的感覺有多麼地美好！

我想像自己接到了經紀人打來的電話，並在日記中仔細描述，彷彿這件事已經發生了一樣。透過增加電話內容、對方提出的價碼，以及我對於這個價碼的感受等相關細節，我會激起自己正面的渴望振動，試圖幫助自己讓這件事情實現。而我們現在都知道覺得開心會帶來多大的影響了，對不對？針對這個練習，就跟你平常寫日誌或日記時同樣的寫法，只不過要用編撰的！你要寫得彷彿你最深的渴望都在這天成真了。這個技巧真的有效，更別提有多有趣了。

找出「為什麼」

透過問自己為什麼想要某樣東西的原因，你就能帶來正面情緒，幫助你吸引到更多那種東西。記住，單靠思維是不夠的——我們需要思維背後的感受。

比如說，你可以問自己：「為什麼我想要健康的身體？」你的回答或許會像是：「這樣我就可以再出去旅行。」、「這樣我就可以整天做自己愛做的事情。」、「這樣我就可以更融入家庭。」讓這些東西更具象化可以導出正面情緒，讓你的振動變得正面。

在做這種思考轉移及具象化時，要注意自己的感受。如果覺得有種不好的東西要具象化了（就算那東西看起來似乎是正面的），就把注意力放到另一樣只會激發正面情緒的東西上。**我們潛在的恐懼跟問題有時候會引發負面情緒，因此要多留意。**

＊＊＊＊＊＊＊

你現在知道了有哪幾種把注意力轉往正向方面的有效方法。但在我們結束這個話題之前，還有一個最後也非常重要的提醒。你不可以把這些知識用來當作自責的武器。我真心認為，我們的任務就是要保持身體持續發出正面振動，但時機的掌握很重要。有時候，會發生某些事情是必然的，因為背後有某股我們看不見的力量在推動。很重要的是，當事情的走向不如預期，千萬別責怪自己，只要盡己所能繼續做下去就好。持續慢慢前進，絕對沒問題的！

你現在知道了幾種建構堅實自癒基礎的有效方法了：透過接地來導正你的極性、利用繞眼運動來優化你體內的能量、平衡胸腺，以及慢慢把自己的思緒跟感覺引導到更正面的地方。記得心中要充滿愛，更要持續不懈。事情都是這樣開始的，寶貝！

在下一個章節，我們會學習到如何找出能量堵塞，好讓我們能夠確實開始平衡體內的能量系統，以進行深度自癒。

Part
2

找出能量堵塞

世界各地都會有人寫電子郵件來問我各種跟能量療法相關的問題，但大家問的問題本質上都一樣：「這些技巧真的有效嗎？」這些電子郵件通常會提供各種療法的連結、簡介，以及解釋它們有何效用。有些療法我熟，有些療法我不熟。但我熟不熟並不重要，因為情況是這樣的：世界上有許多超棒又有效的能量療法，其中有幾種我很喜歡（你將會在第三部裡面學到），而應該使用哪種方法，其實並沒有你想的那麼重要。

如果要把體內的負面能量清除乾淨，關鍵點是確保你有在處理體內的能量堵塞。唯有將能量療法使用在跟你面對的考驗有關的東西上，該療法才能發揮全部的功效。這就是為什麼在一開始，你得要花上很多時間去找哪些東西跟你的考驗有關。

為了要讓你能發揮自癒力，我將會幫助你找出那些妨礙你自癒的能量堵塞。只要能找出堵塞的地方，我們就可以想辦法釋放掉那些東西。

想找出能量堵塞，就我所知有兩種超棒的方法，其一是利用一種稱為**「肌肉測試」**的技巧，能夠透過潛意識得到答案；其二則是**學會解讀身體語言**。兩種方法都能讓你以一種全新的觀點去檢視自己現在的考驗。而首先，你將學會如何**詢問自己的潛意識**。潛意識就像一台虛擬的錄音機，你要先面對的正是它。再來，你將學會如何解讀身體的語言，這種語言能夠提供你關於自癒的重要線索。然後，你將會對準能量失衡的源頭，透過在本書中學到的技巧——或許甚至還有一些你本來就已經知道的其他技巧——來處理這些失衡的地方。這樣做才有效率，奇蹟也將因而發生。

是什麼讓我無法冷靜？為什麼我沒辦法好轉？為什麼這個人無論跟別人說什麼都會讓我情緒激動？我明明盡全力想幫助自己，為什麼居中搞破壞的人卻也是我？是什麼讓我覺得生活壓得我喘不過氣來？是什麼導致了這場疾病？是什麼讓我陷入了這場考驗？

如果你對任何一個問題不陌生，那你已經擁有了答案；你只是還沒辦法瞭解而已。你身體裡面還有另外一個自己實際掌控了你的人生——你的潛意識。

潛意識就像一台人體電腦，記錄下發生在我們人生中的大小事。其中包括我們在孩提時接收到的資訊，透過記憶、訊息、感知及經驗等方式，就像安裝進電腦裡的程式一樣儲存起來。接著，我們的潛意識會依據那項資訊或程式制定生存「規章」。以小孩子的話來講，潛意識根本就是我們的老大！

在這個章節中，你將會學習到潛意識內的程式設定、為了獲得自癒力，藉由拍打修改那些程式的重要性，以及如何透過一種稱為肌肉測試（有時也會被稱作能量測試或應用肌動學）的方式去進行。

在我個人自癒之旅的多數時候，都嘗試用理性去拆解所遇到的考驗，但卻前進不了多少。等到我學會如何透過肌肉測試的簡單步驟去進入潛意識以後，我的自癒能力就前進了十倍。

我在潛意識裡找到的資訊十分驚人、帶來了極大的幫助，也有些瘋狂。其中有些毫無邏輯可言，令我極度震驚。不過，我很快就學習到，情緒本來就不理性。我從來沒有把自己的考驗跟其背後的成因真正連結在一起過，尤其是在最早的時候。但這其實是好消息。我忽然能夠知道過往從未知道的資訊，並著手處理我從未意識到的問題，因此也獲得了我從未獲得的成效。如今，我已經是個資深老手了，我把肌肉測試當成腳踏車上的輔助練習輪。現在，很多事情會自然而然地進入我的腦海，但肌肉測試是我最早進入身體無限智慧的踏腳石。一開始學會肌肉測試時，我覺得自己彷彿拿到了一扇能通往各處的任意門。我也將會把這扇門交給你。

潛意識會依照自己訂定的規則，想辦法保護我們，或做出它認為對我們有好處的事。在神經處理任務上，潛意識的能力要比表意識強上一百萬倍。

潛意識的功能超級強大，因為我們平常其實都是下意識地在做各種事情。我們不用花腦筋去思考要怎麼處理那些日常瑣事，或是身體要怎麼去運作。然而，如果潛意識裡的規矩嚴重壓抑了你表意識的正面思考想要獲得的——例如健康——那就不是什麼好事了。

面對現實吧！當你跟一個比你強一百萬倍的東西纏鬥時，誰獲勝的機率大？為了要改變潛意識裡那些我們賴以維生、並對外界做出反應的程式或規則，得要確實先認清有哪些規則才行。

潛意識都已經設定好了

科學家發現，潛意識控制生活中的百分之九十五。表意識裡只存有百分之五的記憶跟其他資訊，因此主導的是巨人般的另外百分之九十五。你看見麻煩在哪裡了吧？

我們的生活本質上是由潛意識在運作的，而**潛意識所依據的一系列規矩都是在童年早期所制定**。等你發現潛意識裡有哪些規矩以後，你就會知道自己為什麼長期以來會一直困在原點，無法前進。

如果想獲得自癒力，從潛意識那邊先得到答案很重要。**因為，除非你先意識到問題在哪裡，否則你沒辦法改變**。倘若你跟過去的我或我那些個案一樣，那麼你就沒有意識到許多急需改變的事情。唯有在意識到這些問題以後，你才有辦法自癒。

舉例來說，你或許會覺得憤怒給你的身體帶來了極大的壓力；你或許會覺得憤怒的原因在於，假設是你母親好了。噢！我們多愛責怪自己的母親啊，對不對？

然而，拼湊出這個答案的是你的理性與邏輯思考。你母親的問題或許根本就跟你母親無關，但從你目前手邊現有的資訊來看，你可能會花好幾年的時間從這個角度來處理這個問題。

本質上來說，你其實搞錯了前進的方向卻不自知。我經常會有些個案，他們已經看了二十年的心理治療，想排解類似對母親的憤怒一類的事情。而後來，在跟自己的潛意識連線以後，卻發現他們的憤怒其實源自於完全不同的地方，例如可能是二年級時某個辱罵他的同學。這些真相總會令人訝異，但千真萬確！在他們將連結到那段記憶的能量失衡清除掉以後，改變就發生了。

雖然，你或許會將眼前的考驗與特定的經驗或年紀相互連結，但實際上會連到什麼地方去，通常沒有個準則或邏輯。

做完肌肉測試以後，會冒出一些過往經驗。而我發現，個案通常不會意識到兩者之間的關聯。但我的確會看到一些模式，特定年紀的經驗會在關鍵時刻進入人們的生命之中，像是開始上學或手足出生。從此刻的觀點來看，當時的真實體驗或許看起來似乎微不足道，但過往經驗對我們所造成的影響大小，會牽涉到我們在面臨該經驗時的年紀、當時應對該經驗的能力，以及我們的大腦如何處理這段經驗。

我舉個例讓你明白我的意思。當愛蜜莉因為每天會發作的恐慌症而來找我，請我幫她清除掉恐慌症背後的負面能量時，她跟我說，她一直都認為恐慌症跟她父母在她十歲時離婚有關。

然而，在我們做過肌肉測試以後（你也很快就會做），我們發現，這個問題其實是跟她三歲時的經驗有關。在那段日子裡，她腦海中唯一記得的就是舅舅從對街搬到一個距離他們家十五分鐘路程的社區。對成年人來說，這似乎不是什麼大事，對吧？而愛蜜莉也仍然常能看到她的舅舅。可是在三歲的時候，如果你最要好的朋友兼安全感的來源忽然不再每天出現，那可真是天大的要事。或許恐慌症的源頭就在這裡。後來，她父親因離婚而搬出家裡的行為，再度觸發了這種恐慌感。**以整體的人生來看，原始的經驗或事件或許是小事一樁；但事情發生時當下的年紀或時期，卻是該事情對她帶來多大影響的主因。**

透過肌肉測試來進入潛意識

我們現在來聊聊這個測試是怎麼運作的吧！更重要的是，如何透過肌肉測試來讓你進入下一個階段的自癒。

在我教你如何從潛意識得到答案之前，你只需要瞭解一個基本概念。你現在已經知道，身體內外皆有一層純粹由能量組成的電力網。其中，包括我們的身體與潛意識之間的能量互動。

我們的神經系統就像一根非常長的天線，能接收會直接影響身體的能量頻率——這些能量精微到就連科學器具都偵測不到。那個連接到你的潛意識的電能系統對正面及負面的影響或能量都會做出回應。如果任何對你的電能系統帶來影響的東西沒有維持或增強你體內的能量平衡（換句話說，如果這個東西讓你的身體不舒服），你身體的能量流就會暫時「短路」，進而影響到流經肌肉的能量。可能會對你身體的電能系統帶來影響的東西包括：思緒、情緒、食物及其他物質。

為了要知道潛意識跟身體之間的意見有何相符之處，或也可以說有什麼「共鳴」，我們可以直接問它們問題。接著，我們會透過身體肌肉對那些問題的反應，來得到答案（所以才叫作肌肉測試）。

如果我們陳述了一句話，而你的身體跟潛意識之間有共鳴，身體的電能系統就會繼續流動，電路也會依舊強勁，讓你的肌肉能夠保有強度。如果你的潛意識否定這句話，能量系統就會暫時短路，而身體（肌肉）會立刻變得無力或緊繃。

每種反應都讓我們得以看出身體在說什麼。這些方法簡單又超酷，能讓我們問身體問題，然後得到清楚的答案——就像打電話給潛意識一樣。

兩種肌肉測試的方法

站立測試（肌肉測試）

肌肉測試的典型方法之一對初學者來說很容易，叫作站立測試。它的運作基礎如下：你的各種思緒跟情緒會在神經系統中創造出某種特定的反應，而神經系統又與大腦相連結，因此就會影響到你的運動反應（身體的動作）。你的下意識並非仰賴邏輯或理性思考，它會自然而然地被它視為正面或真實的東西吸引，也會自然而然地排斥那些它認定不真實的東西。

如果你在身體放鬆但站立（但依舊能夠自在活動）的情況下問問題，就會不自覺地搖擺——不是有點往後，就是有點往前——從而幫助你去解讀身體是同意或反對你所說的某件事。**記住，話語事實上是種能量**。

如果不方便站，也可以坐在椅子上。透過這種技巧，我們本質上是把身體當成鐘擺來用。

為了要確認你體內的能量是否處於平衡狀態（這對要做準確的肌肉測試來說很重要），你將使用第四章裡的胸腺拍打跟繞眼運動。這些運動能幫助確認你的能量沒有紛雜絮亂，也能夠用來當作快速取得能量平衡的工具。

站或坐直，雙腳與肩同寬，指向前方。確保雙腳一定要指向前方，不能有點往內或往外彎。身體放鬆，雙手垂放兩側。如果可以在閉上雙眼的情況下安穩站著，那就把雙眼閉上。深深地吸一大口氣。

現在，你已經準備好對著身體提問了。你的能量系統將感應到你話語中的能量，然後不自覺地針對你的問題做出回應。

首先，你將會做一個基本測驗，來確保身體的回應準確無誤。這麼做，只是要確定你的身體能夠正常回應，這樣你才能相信其他測驗，並知道答案很準確。

大聲地說出這句陳述：「讓我看到對。」你的身體應該會不自覺地向前微傾，意思是「對」。這表示身體同意你所說的話，或跟你的話語產生了共鳴。

接下來，大聲地說出這句陳述：「讓我看到不對。」你的身體應該會不自覺地向後微傾，意思是「不對」。這表示身體拒絕你所說的話，或跟你的話語產生了排斥。

或者，你也可以用自己的姓名來當基本測驗。大聲地說出這句陳述：「我的名字叫作＿＿＿＿＿。」你的身體應該會不自覺地向前微傾，意思是「對」。這表示身體同意你所說的話，或跟你的話語產生了共鳴。

再來，大聲地說出這句陳述：「我的名字叫作青蛙。」你的身體應該會不自覺地向後微傾，意思是「不對」。這表示身體拒絕你所說的話，或跟你的話語產生了排斥。

針對身體往前或往後的反應，你或許會遇到一些個人的不同。舉例來說，我有幾個個案的身體會以搖晃同時傾向左邊的動作表示「對」，完全不動則表示「不對」。我們發現那是他們身體的不同反應，因此欣然接受。於是，我們就能得到準確的答案，清楚知道身體在說對或不對。對自己身體的不同表現方式抱持開放心態吧！

如果你得到的是完全相反的反應（往後表示「對」，往前表示「不對」），多半是因為你體內的能量還不夠平衡。再做一次胸腺拍打跟繞眼運動，深呼吸幾次，然後放輕鬆。做接地運動也很有幫助。大腦太理性便會產生干擾，讓你的身體無法自然反應。你會成功的。只要持續嘗試就可以了。

我們現在來稍稍玩玩這個技巧吧，這樣你就可以知道它多派得上用場了。

大聲地說出這句陳述，然後注意你身體的反應：「自癒百分之百安全。」或者，你也可以用問題的形式來陳述，然後注意你身體的反應：「自癒真的百分之百安全嗎？」你提問的形式並不會影響身體的反應，因此你可以自由選擇你覺得比較自然的──問句或陳述句都可以。

只要放輕鬆，讓你的身體要不往前輕輕「擺動」，要不往後輕輕擺動，那就是身體給你的答案。你不用刻意去做任何事，身體就會自然反應了。你只需要夠放鬆，讓它自然發生就好。如果身體略往前拉，就表示潛意識跟身體基本上就是在跟你說「對」，表示你的身心都跟那個問句或陳述句契合。你打從心底相信自癒很安全。你的潛意識也同意這件事。太棒了！

如果你的身體往後傾或往後拉，跟你的陳述句產生排斥，就表示身體跟潛意識在跟你說「不對」，自癒不安全。不過別害怕。

其實，會有這個回答很正常，而新的資訊將會對你有幫助。之後到了第八章，你將學會如何清除掉這個信念，以及其他可能會對你帶來阻礙的信念。我們得要讓你的身體打心底相信自癒很安全，否則你那超級聰明的潛意識會使盡它的神力不讓你自癒。

肌肉測試時，得要放輕鬆，不要去想結果或答案，把注意力統統放在問題上。因為身體會回應各種思緒、情緒及其他東西的能量，得要確保自己的注意力都放在你想要答案的那個問題上。

人類的天性就是想要分析並抗拒不理性的事物，但如果你可以真正做到放手，保持心胸開放，這個工具將改變你的人生。

現在，讓我們把同樣的測驗用在不同的目的上吧：來看看讓壓力因子進入心靈後，將對你的能量系統帶來怎麼樣的影響。進入你的肌肉測試姿勢，確認雙腳指向前方後閉上雙眼。想個負面的東西，例如跟情人分手、跟某人吵架、你害怕的東西，或者某次老闆小看你的時候。注意你的身體有沒有往前或往後擺盪。

你的身體多半會往後微微擺盪，表示你體內的電能系統暫時短路，因為那個能量對你帶來了壓力或負面的影響。

想想看，如果那個壓力分子不只是暫時進入你的能量場，而是隨時在你體內會怎麼樣呢？一個讓你深信自己活得很不安穩的信念，或者是一段你似乎無法放掉的過往經歷。你的身體將隨時處在一種能量流受到干擾的狀態，進而影響到你身上所有的組織、器官，以及你那具超酷身體的整體功能。

隨著時間慢慢過去，你是否已經注意到，如果你不釋放掉那些失衡的能量或身體對這些壓力因子的反應，它將對你的身體造成嚴重的破壞。

我把肌肉測試看作一種能量偵測技巧，而非能量治療技巧，但它跟你將學會的其他技巧都不一樣，因為它能夠給你數不清的線索，讓你知道有哪些經歷、情緒，以及信念可以清除（我們將在第三部的時候再深入瞭解）。

你要知道，世界上還有許多肌肉測試技巧等著你去探索。站立測試通常是裡面最容易教的，而重要的是你要知道，在肌肉測試這個主題上，你還有很多東西可以學。

手臂測試（肌肉測試）

我還要快速跟你們分享另一個肌肉測試的方法。我把這種方法稱為手臂測試。首先，把你的非慣用手往前伸長，就像要拿遠處的東西那樣。現在，把手肘的地方彎起來，讓前臂跟手掌呈四十五度角。手心向外。就好像你在做「別靠近」或「離我遠一點」的手勢，只不過是比較偷懶的版本。接著，把你慣用手的食指跟中指放在另一手的腕骨上（朝向手肘的方向）。

就跟在做站立測試的時候一樣，你要想一些涉及「對」或「不對」的陳述句，或問身體答案是「對」或「不對」的問題。在你說完陳述句或問完問題以後，要把兩根手指壓在另一隻手臂的手腕後方上（朝向手肘的方向）。稍微施力就好（按壓的力道介於輕跟中之間）。讓你的非慣用手臂些微抵抗，但不到要使很大的勁。在說完問句或陳述句，並將兩根手指壓上以後，你要從身體的反應來判斷潛意識給了你什麼答案。

做站立測試時，身體向前微傾表示「對」，身體向後微傾表示「不對」。在做手臂測試時，如果手臂可以輕鬆抗拒那兩根手指帶來的輕微壓迫（慣用手隨時都要使力），那就是身體在說「對」或是它跟該問題或陳述「有共鳴」。這表示你的手臂沒有感受到任何「無力感」。如果你的手臂覺得有點乏力，不想再抗拒來自手指的壓力，那就是你的肌肉暫時短路了，就像我們在這個章節一開始時聊到的那樣。你的身體在說「不對」或是它跟該問題或陳述「沒共鳴」。

肌肉測試並非兩隻手臂之間的爭鬥。你只是單純地注意到，自己的非慣用手在兩根手指的輕微施壓下變得乏力。關鍵在於不要讓非慣用手太僵硬，兩根手指的施力也不要太重或太輕。這就像把瓦斯爐的爐火調到剛好的地方。你會找到適合於你自己的力道。

如果在做了一大堆練習以後，你依然沒辦法順利地做站立測試及手臂測試，我建議你再去尋找並學習其他的自我測試技巧，直到找到適合自己的為止。這個技巧的價值我再怎麼說都說不夠。一開始，在我還沒有辦法掌握這個技巧時，我差點就要因為沮喪而放棄了。也因為如此，我的自癒來得晚了些。

接下來的案例，將讓你窺見你將藉由肌肉測試在自己身上找出哪些堵塞。我將在第三部裡詳細告訴你怎麼做，可是現在，我只是想讓你先看一眼自己將打開一個怎麼樣的世界。

肌肉測試案例故事

提姆因為嚴重溼疹的關係而來尋求我的幫助。他成天癢個不行，而且毫不知道原因。他看過心理醫生、皮膚科醫生、針灸醫生等等。就跟平常一樣，我懷疑他的發癢可能有情緒性的成因。我教導了提姆肌肉測試的基本做法，同時陪他慢慢問了自己一些問題。

首先，我要提姆透過肌肉測試來詢問自己的身體，是否認為發癢對他來說有某種好處。我想測試看看，他的身體是否認為這個毛病從某個角度來說對他有益，因為這種情況十分常見。我知道，除非我們先清除掉這種信念，否則這種發癢症狀非常難處理。我們得到了「對」的反應。

接著，我想出了各種可能的信念或理由，意圖找出身體不想停止發癢的原因。我們用第一人稱的角度去對他的身體發問：「是因為我需要這種發癢來分散注意力，讓我不用去面對某種可怕的東西嗎？」提姆的身體表示「對」。我們知道了自己的方向是對的。

一如你將會在下一個章節裡面發現，發癢通常是身體的訊息，來告訴你某個人或某件事「讓你很不舒服」。為了想辦法找出是什麼事或什麼人，我問：「這個發癢跟特定歲數時的經驗有關嗎？」身體又一次回答「對」。

接著，我們開始測試各種年齡，把歲數拆分成每二十年為一個階段（零歲到二十歲，二十歲到四十歲，依此類推），我們知道身體一定有記錄下這個系統中的能量失衡是從什麼時候開始發生的。「這個發癢跟零歲到二十歲之間的經驗有關嗎？」他的身體讓我們知道答案是「不對」。

「這個發癢跟二十歲到四十歲之間的經驗有關嗎？」我們得到了「對」的答覆，就將正確年齡拆分到每十年為一個單位、每五年為一個單位，然後是一年為一個單位。透過肌肉測試，他的身體告訴我們發癢跟三十二歲時的經驗有關。

提姆跟我聊了聊那年發生了些什麼事，然後有了幾個想法。我們認為有一個事件可能與身體發癢有關，但保留其他可能。提姆已經處理這毛病好一陣子了，我提醒他保有開放心胸的重要性，因為答案有可能是最不合邏輯的，免得病症真的與那最雞毛蒜皮的小事有關。猜猜看答案是什麼？果然是它。透過肌肉測試，他的身體表示身體的發癢跟他在三十二歲那年被開除有關聯。

以下是我們得到這個結論以前，對他的身體提出的問題。關於該問些什麼並沒有特定的方式。我們只是問了些有疑問的部分，並且明白身體知道答案。「溼疹跟家庭成員有關嗎？」得到了「不對」。

我們繼續問下去：「溼疹跟過去的感情經驗有關嗎？」又一次「不對」。最後我們問：「溼疹跟工作有關嗎？」我們得到了「對」。接著，我們問：「跟被開除有關嗎？」我們得到了另一個「對」。提姆對這個答案很訝異，因為在三十二歲那年，他因分手而遭受嚴重打擊，但顯然身體已經從系統裡釋放掉那個老舊能量了。在知道提姆依然任由那段經歷「讓自己不舒服」（他覺得自己被開除很不公平）以後，我們就用之後在第七章會介紹的技巧把它清除掉了。

頭幾個禮拜中，提姆就注意到發癢症狀有顯著改善，後續狀況也越來越好。一般來說，你所遇到的困境的成因可能不只有一項，因此你可以利用這套問問題的方式縮小範圍，清除掉所有可能跟現有的考驗或疾患有關的東西。

在下一個療程案例中，我幫助一名個案找出了阻礙她自癒的信念——愛倫極度自卑，使得她隨時都處於有壓力的狀態中，而壓力應該是她的病況惡化的主因，並對她的自癒過程帶來了干擾。在我們聊到她的考驗跟不停陷入的負面自我對話時，她難過地說：「我知道這一切問題的源頭。我總是覺得自己不夠好。」我們立刻有個能夠處理的事情。

以下是我們要愛倫問身體的問題：「我覺得自己不夠好的信念跟某個特定的人有關嗎？」我們從她的身體得到了一個「對」。

我們繼續問下去：「是跟媽有關嗎？」得到的答案是「不對」。「是跟爸有關嗎？」我們得到了一個「對」的答案，於是用筆記了下來。「這個信念源自過往的某段經驗嗎？」透過這些問題，我們得以得到足夠的資訊及見解。此時，愛倫忽然靈光乍現，一個想法在她的腦海裡冒出來。我們便就那個想法去詢問她的身體：「我會覺得自己不夠好，是因為我在布萊克小姐的拼字比賽上沒有得到A，因而被爸吼的那件事嗎？」沒錯，就是它——所有的問題都是從這裡開始的。

能夠找出這個重要的事件讓我們很興奮，我們也進而得以清除掉愛倫體內的負面能量。她體內還有許多類似的未處理經驗，因此我們又做了好幾次的療程去清除，而這些經驗多半跟她那「自己不夠好」

的信念有關——靠著問身體問題，我們得以明確知道她自卑的成因。

後來，我們利用了在第八章會介紹、專門用來清除有害信念的程序，清除掉了愛倫那「自己不夠好」的信念。她的思考模式就從這裡開始有了轉變。

在這兩個案例中，我們都只是提出了我們或許已經想到好一陣或覺得有疑慮的問題而已。讓好奇心當作自己的嚮導，只是把這些問題用清楚又明確的方式表現出來，好讓我們能夠詢問自己的身體。

肌肉測試練習的訣竅

以下是一些範例，你可以利用問身體這些問題，練習找出能量的堵塞處。我們後續很快就會聊到，如何找出所有深層的能量堵塞。但現在，不妨充分發揮自己的好奇心吧！你之後將會有辦法清除掉這些堵塞。因此，如果你想到了什麼聰明的問題，記得要統統都寫下來喔！

- **是不是人生中某個年紀殘留下來的能量抑制了免疫系統的功能呢？**
- **是否過往的某個經驗讓我的身體出現了壓力反應呢？**
- **是否我體內有某個器官或腺體儲存了不健康的情緒能量呢？**

記住，如果你在做站立測試時，身體不停往前；或是你在做手臂測試時，手臂一直都很有力，那你的身體就是在說「對，我認為這句話正確無誤。」如果你覺得這個測試沒有效，也無須驚慌。等到了下一個章節，我們就會做一些改變。

由於初期時，我做肌肉測試很不順利，因此我很快就學會所有能儘量讓它精確的技巧。以下是一些建議：

- **在提出陳述句或問句時，只使用肯定句法**。也就是說，如果你想知道你是否深信自己能夠自癒，你的陳述句就應該是「我可以自癒」，然後觀察看看身體的反應，而非使用「我不能自癒」。在做肌肉測試時，如果你用否定句，身體會感到困惑。再舉另一個陳述句為例：要用「我的肝臟運作正常」，而非「我的肝臟沒有正常運作。」
- **確保自己體內有充足的水分**。體內的電力需要水分，如果身體缺水，你的電能系統就無法順利運作，讓你難以從身體得到答覆。
- **放鬆**。放鬆你的身體跟腦袋。要知道，你所得到的任何答案都只會對你帶來幫助。什麼都不用怕。做療程時，我從來沒有發現過任何可怕的東西，我的個案也是。如果你心裡質疑、過度思考，或對過程抱持分析的心態，你在測試時可能會遇到困難。在提問過程中，保持放鬆的身心非常、無再次聲明，你將會有很多測試這個新技能的機會。我把肌肉測試傳授給了所有的新個案，多數人一開始覺得不適應，也不信任這種技巧。可是最後，他們都因為我帶著他們做肌肉測試而覺得很開心。你不需要學會肌肉測試，就可以使用這本書裡的自癒方法，但它有很大的機會能讓你接觸到全新的事物。而少了它，你很難有機會接觸到這些東西。

訣竅：本書中，我會教你如何利用特殊技巧來清除特定的能量失衡。這是最有效的學習方式。但事實上，幾乎每一種方法都可以清除掉所有的疑難雜症。這些技巧能廣泛地交換使用，也很具彈性。等到你看完整本書，並瞭解所有的概念跟技巧後，在面對各種情況時，你將能透過肌肉測試，來決定哪種技巧對你來說最有效。我會在第十一章，告訴你該怎麼做。

你現在已經知道了肌肉測試的基本作法。在第三部分，我會引導你利用肌肉測試，來幫助你找出並清除掉阻擋在前方的情緒能量。

若想獲得新知，學會瞭解自己身體的語言會是種非常特殊但的確有效的方式。我們會在下一個章節裡再來深入探討這件事。屆時，你將能夠透過結合肌肉測試及閱讀身體語言兩者，獲得更多有助於自癒的洞見。

你的身體很聰明，事實上還有點像個天才，它隨時都在跟你說話，透過症狀來傳達線索跟訊息給你。身心醫學的權威狄帕克·喬布拉（Deepak Chopra）於二〇一二年時，在一篇刊載於《赫芬頓郵報》的文章中寫道：「你的身體直覺得知的事情，最先進的當代醫學只知道不到百分之十。」❾

我認為，我自己與個案的自癒之所以能夠成功，主因在於明白了身體想要透過症狀來跟我們溝通的訊息。這些症狀實際上是一個個暗示，身體藉此來告訴我們內部的情緒及能量出了些什麼問題。

雖然我不再有任何長期的健康問題，我依然會去解讀任何暫時出現在身上的症狀。這個剛出現的頭痛是想要博得我的注意嗎？覺得噁心想吐，是因為某個我沒繼續去處理的問題嗎？

由於意識到了兩者之間的關聯性，我知道自己再也不會像以前那樣——噢，天啊！這個可怕的疾病怎麼會就這樣無聲無息地入侵，奪走了我的人生呢？

這個章節裡，我將讓你用一種全新的視野去看待自己的症狀。你將用一顆不同的鏡頭去看待自己的身體，從中看出線索、訊息以及暗示，進而增強自己的自癒力。我會提供真實的案例，讓各位得以開始練習這種新的思考方式。

同時，我也會提供各種解讀，讓你知道，身體的症狀其實是在傳達出什麼樣的訊息。**每一種病症、症狀跟反應都是一種暗示，都有著更深的涵義**。閱讀本書時，你可以把這些暗示當成一條條的線索。

學習身體的語言是一項極度有用的技巧，因為如果你對其抱持開放的心胸，你將開始在所有的徵兆中看見暗示。而這些暗示又可以翻譯成各種身體想要傳達的訊息、體內擁有的信念、你需要釋放掉的老舊而未處理經驗等等。你將在第三部分裡學會，如何清除掉全部這些東西。

症狀是身體的情緒嚮導系統，你很難忽視、抗拒或不予理會。

以前因為老在生病，因此我很氣自己的身體，然而現在回頭看，我發現身體是我人生中唯一的一個百分之百誠實的情報來源，它會呼喚我，且是經常呼喚。

在我變得越習慣於身體的警訊並忽略以後，這些呼喚也變得更強而有力，變得更大聲。身體並沒有因為我的反抗而放棄或低頭。它只是不停地發出訊息。

經過一段時間後，你會開始熟悉身體的說話方式。我們每個人身上都有一樣東西，我喜歡把它稱為最大聲的環節（一般是稱為最脆弱的環節，我的說法比較正面）。你或許會覺得身體的這個（或這些）部分是你的大敵，但事實上，它是你最要好的朋友。

當情況不對勁時，第一個想要通知你的就是它。對我來說，最大聲的環節是子宮。如果我疏於注意到任何情況，子宮會跟我說。

有些人需要訊息時，可能是他們的下背會有異狀；然而又有些人可能是某邊眼皮會跳或身上起疹子，還有些人可能會偏頭痛。你懂我的意思了吧！

跟身體取得聯繫

在平穩地分析症狀的同時，永遠都要記住身體已經盡力了。這些訊息（症狀）帶有關愛與伸出援手的意圖。想要身體自癒時，用關愛而安心的方式直接與它聯繫，是一種值得一試的辦法。

以下是幾種我成功用來跟身體溝通的方法。

感謝禱告

雖然我因為身體的各種症狀而經常覺得很沮喪，但我仍寫了這篇禱告詞要獻給身體，好幫助我去跟它聯繫。我把這份禱詞提供給你，希望它也能為你的心靈帶來一些平靜。

我那受到祝福的身體與靈魂承載了千萬世的重擔——至今仍依舊存在。

謝謝你存活過每一個日子，直到此刻，也謝謝你將陪我度過之後的日子。

我釋放掉你所有的憤慨。

我釋放掉所有的批判。

我選擇不帶批判地聆聽你的聲音。

我選擇讓你知道我愛你。

我選擇讓你做自己。

謝謝你，事情就這樣成了！

親密地對身體說話

有時候，在痛苦的月經週期來臨時，我什麼也做不了，只能把手放在下腹部，對我的子宮說話。我會大聲地說，說我明白它想跟我說些什麼，而我也盡全力在聽。我會跟它做泡熱水澡等約定，前提是「我們」得先一起努力，讓我先不要痛得彎腰駝背，這樣才能走去浴室。

透過某種非常獨特的方式，這麼做幫助我跟反叛的器官取得聯繫，並為我整個人找到了關愛與同情。如果想要自癒，每天練習親密地與之說話，是個很有用的法子。

安靜地坐著，雙手放在身體最需要關愛的部位。現在對著它說話，對著它吹氣，或只是單純把關愛或同情傳遞給它。雖然此刻我們對身體的某些部位不滿，但如果要自癒，就要想辦法跟它取得聯繫，這麼做的效用非常大。

使用便利貼

我對便利貼有點著迷。我在便利貼上寫下對自己的提醒跟鍾愛的名言佳句，然後貼得到處都是。還記得話語是能量嗎？寫下字句諸如「我愛你」、「自癒」、「強壯」或「快樂」，並將它們放在口袋裡或貼在身上，就會產生治療的效果。

確實如此。在那之後，大出血的狀況逐漸改善。要處理的「心靈藤壺」只剩下寥寥幾個了吧，我想！

另一則有關身體如何發送訊息的案例來自一個上過我療程的朋友。

艾蜜莉亞的脖子至多只能朝左右轉十五度。我問她這種症狀是什麼時候開始的，她說是幾年前。當然，我接著問她當時人生裡是否遇到了什麼事。她說了很多關於她多麼不同意弟弟跟弟媳教養孩子方式的事。艾蜜莉亞本身沒有孩子，但她對教育方式的「對」跟「錯」很有主見。

脖子是身上一個非常有彈性的部分，如果我們決定針對某事「固執己見」或思想狹隘，脖子通常就會透過症狀來告訴我們，人生中有事情行不通。她不准弟弟用自己的方式養他的孩子，我們清理了一下這個信念。她認為弟弟的做法是錯的，我們釋放掉了她的恐懼。而她跟弟媳的相處方式太不知變通，我們也釋放掉了她對放軟姿態的抗拒。她的脖子立刻就能往左右轉三十度——已經是很大的進步了。

基於她最開始的進展，我知道她身上還有很多能量要清理，而我腦中跳出了另一個問題。我問她，如果她沒有被弟弟跟弟媳的事情分了心，會專心做些什麼？她立刻回答：「跳舞！我以前成天都會去上跳舞課，但現在脖子讓我沒辦法再上課。」我們一起找出了為什麼她不敢再回去追求自己熱愛事物的原因，很諷刺，居然是因為她心情低落加上脖子痛（世事就是這麼荒謬，對不對？）。

我們處理了那些恐懼，然後你猜怎麼樣，她的脖子立刻就可以左右轉四十五度了！我們從這兩個角度去切入，又做了兩次療程，後來她的脖子就可以自在活動了。

她脖子的僵硬疼痛或許暗示了以下幾件事：對跳舞及自我表現的恐懼、想法與人際關係的僵化。而由於有了「脖子的疼痛」，她才能准許弟弟跟弟媳做他們自己。一個症狀可以傳達出很多則訊息，如果你一想到什麼就去尋找背後的根源，那麼你肯定能夠順利處理掉一些問題。

注意，這邊有一件事情非常重要，你一定要明白。我們完全不否定任何生理或心理疾病的存在，只是以比較宏觀、全面的角度去看待身體，並且去找出任何最早造成問題的情緒失衡。

本質上來說，我們是在問身體：「為什麼症狀會在這裡出現？」、「為什麼問題會在此刻顯現？」我們試著利用身體的語言來得到答案，幫助你自癒。

此外，藉由釋放掉身體系統內的任何額外情感「重擔」，就算不是跟症狀有直接關係的也一樣，你的身體就會有更多的能量跟力量來自癒。這個流程的重點在於，盡可能去減少身體的壓力，並將自癒的潛力最大化。

常見的線索、訊息及暗示

我還記得，之前我在自癒時，有一次就在我開始發現這些訊息及暗示，我心想：人的身體還真有趣。要是我自己的身體沒這麼有趣就好了。你或許也會有相同的感覺。但你要盡可能地試著記住，這些症狀是許許多多的線索，能幫助你自癒。

幫個案做療程時，我注意到一些暗示、訊息跟線索經常跟特定的病徵或症狀有關。不管你身上的所有症狀是否有名稱，或醫生做出了怎麼樣的診斷都一樣。更重要的，是去看是哪個區域受到了影響，以及背後可能潛藏的訊息。

在本章剩下的內容裡，我會依據以下來歸類：脈輪（體內精微能量體的一部分）；器官、腺體，以及身體的其他部位、體內的各個系統；還有你可能罹患的症狀。

針對每一個部分，我都會提供範例，來讓你知道身體是否藉由這則訊息在暗示些什麼。這些是我個人的解讀，依據的是直覺、我身上曾出現的暗示、我對能量的瞭解，以及從個案身上得到的經驗。我所描繪出的輪廓，將讓你產生出各種得以去探索的想法。由於保持開闊的心胸能夠帶來非常大的幫助，請不要受到這些文字的限制，你可以自己再想出更多的可能性來。保持開放的心情，接受身體試著要告訴你的訊息吧！

可以回想看看，在這些訊息開始出現之前，人生中發生了些什麼事（往前抓個一兩年），有時候這麼做會有幫助。而雖然關注在症狀出現之前的那一段時期很重要，但那個時期所發生的事，或許實際上代表的是一樁可以追溯到人生更早期的事件。

舉例來說，假設在你的恐慌症發作的前一年，你離婚了。看起來或許恐慌症是由離婚所觸發的，但那些情緒能量有可能其實跟你父母在你孩提時代離婚更有關聯。

在閱讀我列出來的這份清單時，如果你對某個暗示有所共鳴，或者某些「偶然」的事物（例如一段往日回憶或生命中的某個人）忽然出現在你的腦海裡，這很有可能是你的潛意識藉由提供你一個大線索——告訴你要多注意注意我啊！試著對自己腦海裡出現的東西保持開放的心態，我保證，你會發現，以前的障礙變成了如今的機會。

最後請留意，你或許會看到同樣的症狀、身體系統，或概念出現在這份清單的許多地方，而且還代表了不同的訊息。那是因為體內的能量可能會出現在不只一個地方，也可能有很多種涵義。只要把注意力放在那些你有共鳴的東西上就好，剩下的毋須理會。

看完這份清單，你將會發現有一系列的問題，這些問題能夠幫助你去進一步探索。這些問題能夠讓你開始去思考各種線索及訊息，並能夠幫助你更瞭解有哪些能量在進入第三部分後，應該要被清除掉。

在閱讀第三章時，你可能會經常被引導回這一個段落，將它當作一個能提供想法與指引的來源。因此，我建議你或許可以在清單的最前面，列下各個資訊分別在哪一頁，到時候要查找比較容易。

脈輪

脈輪是體內旋轉的能量中心。身體裡共有七個主要的脈輪。脈輪會在體內儲存「老故事」以及早期的模式。脈輪的能量會直接連結到童年初期的程序跟制約。每一個脈輪在體內掌管的區域都不同。脈輪裡的能量失衡，通常會在對應的身體區域以症狀的方式顯現出來。透過觀察哪些脈輪似乎失衡了，並學習各個脈輪對應的器官、腺體跟肌肉，你就很有可能會找到一些能夠利用的新線索。

（第七脈輪）頂輪：頂輪覆蓋的範圍從你的頭頂到眼睛。它象徵靈性以及你與高我或高靈的連結。它所連結的能量讓你知道可以相信生命，而且宇宙在照顧你，引導你。

覆蓋區域：大腦的上半部及松果體。

重心焦點：生命的意義及與高靈的連結。

（第六脈輪）三眼輪或眉間輪：三眼輪（眉間輪）位在眉心。代表的是直覺、想像、深思，以及看見事物的原貌（解讀）。這個脈輪掌管你的五感，包括感官及超感官的覺知。

覆蓋區域：眼睛、耳朵、鼻子、

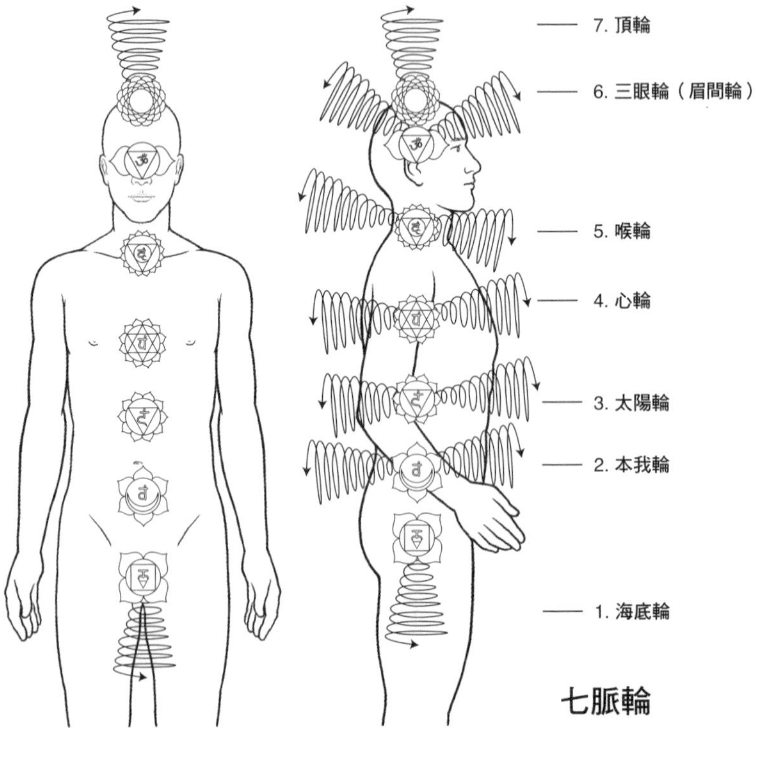

七脈輪

腦下垂體、下視丘、頭蓋骨以及大腦的額葉——被視為情緒控制的中樞。

重心焦點：視覺及內在引導。

（第五脈輪）喉輪：位在喉嚨的中心，這個脈輪關乎表達、溝通，以及內部與外部的真實。喉輪負責新陳代謝，能夠代謝訊息、表達方式，等等。喉輪經常被視為最重要的脈輪，因為它會接收來自其他脈輪的訊息，然後進行處理，幫助你創造出世界上獨一無二的表達方式。

覆蓋區域：甲狀腺、喉嚨、扁桃腺、嘴巴以及腦幹。

重心焦點：溝通及表達。

（第四脈輪）心輪：心輪位在胸口中心。心輪連結到愛、親密、原諒，以及傳遞與接收愛的能力。透過發送出你心中的想望所形成的能量訊號到世界，這個脈輪也負責實現你的渴望。胸腺跟免疫系統的健康息息相關，是你身上最重要的腺體，而心輪就在胸腺處旋轉。所有的情緒衝突都會影響心輪的能量。

覆蓋區域：心臟、胸腺、肺部、上胸腔，以及脊椎、肩膀、手臂和前胸。

重心焦點：愛、人際關係以及內在治癒力。

（第三脈輪）太陽輪：太陽輪位在胸骨正下方，掌管你對自我能力的感知，包括你在這世上的選擇及行為。太陽輪的能量連結到自信心、自尊心，也能讓你覺得可以掌握自己的人生。太陽輪會儲存你對自己跟世界的判斷及意見。這個脈輪跟你的自我評價、自我認知息息相關，也影響了你跟世界之間的關係──你在世界裡的角色、你渴望的角色，以及你如何實現這些渴望。

覆蓋區域：腎臟、肝臟、腎上腺、胰臟、脾臟、胃、膽囊以及下胸腔。

重心焦點：個人能力與正向心理。

（第二脈輪）本我輪：本我輪位在肚臍後方的骨盆裡，關乎快樂、創造力、感受以及童真，也代表了性欲。本我輪與童年時期的回憶及制約息息相關。這個脈輪也掌管了自我培養力及自癒力。

覆蓋區域：生殖器官、膀胱、腸子、迴腸瓣（控制並調節身體的排泄功能）、骨盆、薦骨，以及腰部區域的脊椎。

重心焦點：感受、快樂，及創造力。

（第一脈輪）海底輪：海底輪位在脊椎的根部，代表了安全感及生存本能反應。海底輪連結到童年初期的信念、金錢以及自我認知。它負責處理被遺棄感、覺得自我缺乏價值，以及缺乏安全感，也跟為求生存的財務憂慮有關。當這個脈輪健康時，會讓你覺得活得有安全感，或覺得有自己的立足之地。人們經常形容的「焦慮」跟海底輪能量失衡有密切的關係。

覆蓋區域：生殖器、雙腳、雙足以及脊椎根部。

重心焦點：安全感、安心感以及生存。

器官、腺體以及身體各部位

腎上腺：腎上腺是內分泌系統的一部分，位在腎臟的頂端。腎上腺負責製造皮質醇。皮質醇是腎上腺荷爾蒙的一種，稱為「壓力荷爾蒙」，會調節許多身體對壓力的反應。腎上腺在人體遇到下列情況時會變得疲乏：隨時處於恐懼狀態中、隨時覺得處在臨界點，或提心吊膽地等待某事的發生。腎上腺受到三焦經的掌控，而三焦經則負責了決定身體是否要進入對抗、逃避或僵住不動模式。廣泛性壓力及覺得自己需要自衛的心態會對腎上腺造成影響。

腎上腺也跟你是否能夠用健康的方式去控制自己能量的能力有關。如果不懂得拒絕，害怕讓他人失望，也會影響腎上腺。覺得自己沒有價值，以及在生活裡的人際關係中茫然無所從，就會對腎上腺帶來壓抑。腎上腺功能衰弱可能會讓人絕望，並會覺得「活著有什麼意義？」

功能衰弱的腎上腺可能會在左膝或下背處造成疾患。人們口中的「焦慮」跟腎上腺的失衡有密切關係。因為腎上腺是內分泌系統的一部分，它們的能量跟失衡也會對甲狀腺及生殖系統帶來影響。

訣竅：更多資訊請參閱太陽輪（第三脈輪）及海底輪（第一脈輪）。

手臂與手掌：手臂與手掌的疾患可能帶有各種暗示：為他人承擔了過度的重擔、在一些情況中會覺得雙手猶如被綁了起來、好像手裡的東西太重或太燙，根本沒辦法拿、害怕放手、抓得太緊、在做垂死掙扎、不懂得怎麼去拿捏授與收、覺得所有的重擔都壓在自己肩上，以及害怕事情失控。

訣竅：更多資訊請參閱心輪（第四脈輪）。

背部：對背部帶來影響的能量可能會帶來各種行為模式：把所有的重擔都扛在背上、沒辦法為自己挺身而出、背上猶有刀刺、不敢轉身、不肯幫助他人（罪惡感）、不敢面對可怕的東西、活在過去（覺得過去無法拋在腦後，仍如影隨形）、希望能回到過去去做點改變、擔心過去（「過往」的一切）會追趕上來、遇到狀況時沒辦法退後、不敢為自己挺身而出，以及遇到他人時沒辦法抬頭挺胸。

下背（海底輪）通常會連結到生存能量，例如家庭、個人安全、經濟／金錢，以及童年初期；中背（太陽輪）通常與罪惡感有關；而上背（心輪）或許暗示覺得自己不被支持。

腎臟失衡也可能會造成背部疼痛（尤其是下部跟中部），由於腎臟主要的情緒是恐懼，因此可以從這個角度去切入。此外，背部不適也可能與膀胱、生殖器官、小腸以及大腸（結腸）有關。

訣竅：更多資訊請參閱海底輪（第一脈輪）、太陽輪（第三脈輪）及心輪（第四脈輪）。

膀胱：膀胱問題通常可以連結到恐懼跟緊張、被激怒，或者覺得缺乏安全感跟不知如何決斷（猶豫不決）。膀胱的能量會連結到神經系統。如果神經系統因為壓力反應而失衡，就會對膀胱產生巨大的影響（「神經性膀胱」）。隨時覺得處於臨界點或想法搖擺不定也會刺激膀胱。如果持續在思考要如何去跟某人或某事接觸，會讓我們懸於緊張的情緒中。膀胱能量的失衡可能會在下背、膝蓋跟雙足造成疾患。

訣竅：更多資訊請參閱本我輪（第二脈輪）。

大腦／頭部：出現在這個區域的疾患有以下可能的暗示：因為生氣或恐懼而暈頭轉向、個性急躁、頭腦一團混亂、覺得自己的世界亂成一團、覺得被擊垮了、沒辦法理清自己的思緒、個性頑固、不知所措、困惑不解、覺得自己沒辦法停止思考一件事，或對某事百思不得其解。你是否因為反覆思考同樣的問題或想法而讓自己變得「頭昏腦脹」呢？

你的頭部也會影響你覺得自己是否與高靈（神明、宇宙、上蒼）和靈性自我之間有連結。無法信任生命之流，頭部就可能會出現實際的症狀。

頭部有症狀，也會有自我批判跟過度思考的情形。偏頭痛是對自己太嚴苛的人身上常出現的徵兆。頭痛跟暈眩與肝經的能量有關，因此檢視會對肝臟帶來影響的情緒，或許會有幫助。這些情緒包括憤怒（對自己或他人）、憤慨、怨恨及沮喪。有時候，頭痛也可以連結到對性的恐懼、經驗或性事上面受到的批判。

暈眩跟神經系統之間有能量上的關聯，而掌管神經系統的就是膀胱經。一如我在討論膀胱時所提到的，那個能量可以連結到緊張、憤怒、缺乏安全感等等。

訣竅：更多資訊請參閱頂輪（第七脈輪）。

胸部：出現在胸部的訊息通常跟自我培養有關。或許是表示你忽視自己的需求。胸部的症狀通常表示你無法面向自己的內心，先照顧好自己。胃經是身體的能量通道之一，會流過胸部。由於擔憂的情緒跟胃經連結，所以可以注意一下會否是受到了擔憂能量的影響。

因為彼此之間的位置之故，胸部也會受到肺部跟心臟部位處任何未排解的情緒的影響，包括未處理的哀傷、內在衝突，以及一些你尚未於內在找到平靜的人際關係。

訣竅：更多資訊請參閱心輪（第四脈輪）。

臉頰／鼻竇：鼻竇的問題可能表示體內有些淤塞，包含以前的想法、不滿、陳年的哀傷（未釋放的涕淚）或「滿腦子」的擔憂。也可能是覺得人生原地踏步，動彈不得，想望受阻。鼻竇的能量連結到胃部，而胃部與擔憂的情緒相關。許多鼻竇有狀況的人胃部也會有問題，反之亦然。

訣竅：更多資訊請參閱三眼輪（第六脈輪）。

胸腔及肺部：出現在胸腔裡的症狀或許代表了胸有重擔、不快樂、對開放心態抱持恐懼、現況讓你喘不過氣，或者心裡有東西排除不掉（如你所見，許多這些狀況都跟心臟有關）。

胸腔部位的能量失衡通常會連結到重擔、哀傷、憂鬱、拒否，及混亂等能量。

訣竅：更多資訊請參閱心輪（第四脈輪）。

耳朵：耳朵的疾患可能暗示不想或無法聽見真實之聲，聽不進自己或他人的聲音；被別人的話語傷害；或整體而言對別人的話語過度敏感。

耳朵的能量連結到腎經。與腎臟有關的情緒有恐懼、擔憂、責怪，這些都值得探究看看。

訣竅：更多資訊請參閱喉輪（第五脈輪）。

眼睛：出現在眼睛部位的病徵或許與明晰及內在的知曉有關。可能包括無法看見真相、不喜歡自己呈現出來的樣貌、不想要看到前方的道路、拒絕面對真相、無法向前看、不相信人生及未來，或者無法相信自己的內在之眼或直覺。腎臟的能量也跟眼睛相連。跟腎臟有關的情緒有恐懼、擔憂以及責怪，因此或許可以注意一下自己是否有這些情緒。

會影響眼睛的偏頭痛，可能會連結到與內在聲音的衝突以及害怕聽從直覺（直覺來自三眼輪區域，就在你的眉心處）。如果症狀包括乾眼，則通常連結到恐懼、緊張，或者無法表露情緒、害怕放手，以及神經系統失衡。眼睛抽搐（事實上任何部位的抽搐都一樣）也與神經系統之間有能量上的連結。

訣竅：更多資訊請參閱三眼輪（第六脈輪）。

膽囊：你的膽囊分泌的膽汁能幫助你消化脂肪，是消化過程重要的一部分。膽囊的能量會因諸如憤慨、沮喪、罪惡感及優柔寡斷等情緒而失衡。如果膽囊有問題，那表示你的人生中可能有些「脂肪」或「廢物」，你沒有放手拋棄。膽囊失衡經常會導致右膝疼痛及右肩疼痛。

訣竅：更多資訊請參閱太陽輪（第三脈輪）。

心臟：你的心臟是一塊肌肉，能夠將血液輸往全身，但對你的情緒健康也至關重要。美國心臟協會做的研究發現，心臟跟大腦會持續雙向溝通，進而影響彼此的功能。從心臟發送傳達到大腦的訊號能夠影響情緒及感知的功能。心臟經常被稱為身體的「第二個大腦」，會連結到愛的給予或接受，以及表達愛的能力。心臟會受到諸如缺乏安全感、被遺棄感、背叛，以及釋出好意卻未受到他人回應的感覺等所影響。

心臟的失衡或衝突經常會導致暈眩，所以你可以想看看自己是不是有類似的症狀。失眠及其他睡眠障礙幾乎總是跟心臟的問題有關，諸如內在衝突、覺得心緒不寧、覺得失落，以及沒有順心而為等等。儲存在心臟中的未排解的情緒能量會擴散，可能會對肩膀、胸腔以及頸部（包含甲狀腺）帶來影響。

訣竅：更多資訊請參閱心輪（第四脈輪）。

臀部：臀部能幫助引導你在人生中向前進。臀部也是你下半身的支柱。如果你對人生的新方向感到恐懼，或是擔心自己撐不住時，臀部就可能會出現症狀。大腸（結腸）失衡時，臀部也可能會出現疼痛或不適。大腸連結到「放手」，所以如果你對放手或向前進有所恐懼，那可以多注意一下這個部分。子宮或其他生殖系統區域的失衡，也會對臀部帶來影響。

訣竅：更多資訊請參閱海底輪（第一脈輪）。

腎臟：腎臟會淨化血液，裡面也儲存了大量的能量。腎臟會因諸如恐懼、擔憂，或覺得不受支持及衝突等情緒而失衡。腎經會經過你的腳掌跟雙腿，所以你可能也會有不敢向前進或踏上不同道路等情形。中醫認為，腎臟的能量裡儲存了生命的能源，因此非常重要。任何會吸取腎臟能源的東西（多數是恐懼）都會對全身帶來影響。若腎臟失衡，你的下背跟中背也可能出現疼痛或不適。

訣竅：更多資訊請參閱太陽輪（第三脈輪）。

兩腿、膝蓋，以及雙足：兩腿跟雙足若能量不足，可能會導致因覺得不安穩而不敢向前進、對前途茫然、不確定自己的下一步、覺得深陷泥沼、害怕得不敢移動、覺得自己在下沉、負載太多情緒的重量、無法從一些事情上抽身離開、逃避某些事，以及覺得迷失／迷惘。

右膝的症狀多跟憤慨及膽囊有關，左膝的症狀則多跟緊繃的腎上腺有關（讓自己過勞，吸收掉了儲備的能量）。

一如我們先前的討論，兩腿跟雙足與腎臟的能源有連結；因此恐懼又一次地成為了可以去思考的可能性。

訣竅：更多資訊請參閱海底輪（第一脈輪）。

肝臟：肝臟是免疫系統的主要支柱。它能化解掉血液裡面的毒素，也跟荷爾蒙及月經有關。跟肝臟有關的情緒包括憤怒、憤慨、不滿、憂鬱及沮喪，其他還有各種感受例如什麼事都不對勁、人生充滿掙扎，以及每個人都要找你麻煩。肝臟的能量連結到荷爾蒙，因此失衡時會影響內分泌系統（特別是女性的月經）。肝臟失衡也會造成肩胛骨及右肩的疼痛。此外，若肝臟的能量出現了停滯的狀況，可能會帶來頭痛及暈眩，主要是由於再次經歷那些依舊令我們生氣的過往心理創傷所造成。

訣竅：更多資訊請參閱太陽輪（第三脈輪）。

頸部：出現在頸部的情緒能量可能象徵因恐懼而動彈不得、不敢轉身面對任何方向、怕做出錯誤選擇，走上錯誤的人生道路、思想狹隘、生活中有「燙手山芋」（通常是指人），以及害怕冒風險。也可能象徵對自己或他人太頑固、不肯接受新的思考方式，或是猶豫不決，或不知道該往哪裡走。胃經會經過脖子，而胃經跟擔憂的情緒有關連。相較於本身引發的症狀，脖子的問題通常主要跟胃部有關，但最好是兩邊同時著手。

訣竅：更多資訊請參閱喉輪（第五脈輪）。

胰臟：體內的胰臟會分泌胰島素。胰臟失調時，通常會讓人產生怨恨感。你也可能會覺得人生中的「美好事物」都被奪走了，或是生命對你不公。可能也會覺得人生失控，或認為自己是人生的受害者。胰臟也會受到驚嚇情緒的影響。胰臟失衡可能會影響左肩及手腕。由於胰臟是消化系統的一部分，因此最好想看看過往人生中是否有哪些事情太痛苦，因此你無法消化，也沒辦法原諒。

訣竅：更多資訊請參閱太陽輪（第三脈輪）。

松果體：這個小小的內分泌腺體能製造出好幾種化學物質跟荷爾蒙，最值得注意的是褪黑激素。褪黑激素能調解體內的生理時鐘，而生理時鐘負責調節睡眠。松果體與睡眠不安穩有關。還可以連結到無法找到日與夜之間的平衡，進而帶有象徵意義。呈現出來的症狀可能包括情緒極高昂或極低落，找不到兩者之間的平衡或規律。

松果體也被稱為第三隻眼，因為它與對靈體的敏銳度、直覺與靈性層面有關。拒絕開啟自己直覺的行為會對松果體帶來影響。對未知與靈性世界的恐懼也會對松果體產生負面影響。相關的失衡經常導致偏頭痛，特別是那些會影響眼部的偏頭痛。

訣竅：更多資訊請參閱頂輪（第七脈輪）。注意，松果體雖被稱為第三隻眼，但卻不是三眼輪的一部分，這部分可能會讓人搞混。

腦下垂體：這個腺體位在大腦的底部，能夠調節內分泌系統的荷爾蒙產量。腦下垂體有如腺體的控制中心，控制諸如甲狀腺、卵巢、睪丸及腎上腺等。腦下垂體負責引發青春期及許多次早期的性衝動，有狀況的話，可以檢視前青春期跟青春期的經驗及情緒。腦下垂體能製造一種荷爾蒙，促使腎臟增加水分的吸收，因此這個腺體跟脫水症也有關係。

腦下垂體會受到以下情緒的影響：混亂茫然、難以下決定，以及由於懷疑跟恐懼所導致的長期三心兩意。腦下垂體的一部分負責調節情緒性想法，因此也會受到情緒不穩定的影響。

訣竅：更多資訊請參閱三眼輪（第六脈輪）。

生殖器官：生殖器官關乎創造力、能夠自在面對自己的感受、安全感以及歡愉。如果我們不讓自己童稚的一面表現出來（例如「太有責任感」），這裡的能量就會受阻。類似的情況還有，如果我們不敢表現出自己的創造力（無論是藝術或其他方面），生殖器官裡的能量就會阻塞。

當我們有與教養或被教養相關的問題與恐懼時，通常也會對生殖器官帶來影響。不敢隨心所欲開創自己的人生，或對開創自我人生有罪惡感時，這些器官都會受到影響。不安全感（相對於子宮內的安全感）以及無法轉往自己的內心尋求慰藉也會影響這個區域。其他會影響生殖系統的情緒包括羞辱、羞恥，以及覺得自己缺乏價值。被壓抑的性欲或過往的心理創傷產生的能量也會對這裡帶來影響。當生殖系統失調時，臀部及下背會受到影響。我經常發現子宮的失衡會引起肩胛骨的不適。

訣竅：更多資訊請參閱本我輪（第二脈輪）。

肩膀：肩膀在象徵意義上為負重。你的身體可能會藉由出現在此處的症狀來告訴你肩負了他人的重擔、扛著一個重負、輕視別人或受到別人的輕視，或者想要藉由對某些東西不屑一顧的態度來博取他人的歡心或避免衝突。肩膀也可以連結到感覺受他人擺布。

肝臟裡的能量與兩邊肩胛骨之間的肌肉有連結，尤其是右肩。肝臟失衡與憤怒、沮喪及憤慨有關，所以在檢視肩膀的症狀時，或許這些情緒都值得納入考量。如先前所提到的，我有見過因子宮失衡而導致這裡出現症狀。

訣竅：更多資訊請參閱心輪（第四脈輪）。

皮膚：皮膚扮演了你跟世界之間的隔閡。皮膚出現狀況時，可以連結到覺得有人讓你不滿、覺得有事情或有人要找你麻煩。而你缺乏保護、你想要釋放掉什麼，因此皮膚才會發癢或灼燙，以及表面之下有受傷的情形。皮膚裂開的情況，例如長水泡，可能是浮上檯面的焦躁情緒。

有時候，長疹子表示你一直以來壓抑的憤怒或其他情緒爆發，或是身體產生了巨大或敏感的反應。皮膚問題通常跟對抗、逃避或僵住不動反應（恐慌）有關。皮膚的能量連結到肺部，而與肺部有關的主要情緒為哀傷、難過以及困惑。堵塞的能量也可能會在皮膚上造成症狀——覺得思緒亂成一團或困在某種情緒中走不出來。

訣竅：我經常把皮膚上的疹子解讀成缺乏安全感及需要防衛或保護，所以參閱海底輪（第一脈輪）的資料或許會有幫助。

脾臟：脾臟會代謝能量、思緒以及情緒，對免疫功能來說非常重要。脾臟連結到養分獲取及自給自足的概念。脾臟有狀況的人永遠都會尋找外界的養分，因為無法從自體內獲得。脾臟是中醫裡最重要的器官之一，因為它不只負責消化及新陳代謝，還負責將能量分配往身體的其他區域。脾經與三焦經及對抗、逃避或僵住不動反應有著緊密的關係。三焦經過度操勞時，就會借用脾臟儲備的能量，因而使得脾臟無法做自己的工作。脾臟很容易受到壓力、自卑以及無法內省影響。過度思考、擔憂與沉溺會消耗脾臟的能量。跟脾臟有關的情緒有失敗、擔憂，以及無助。脾臟失衡會影響到左肩及中背。

訣竅：更多資訊請參閱太陽輪（第三脈輪）。

胃／腸：腸胃失衡通常與下列情形有關：無法「消化」掉某段經驗、過於擔憂／恐懼／有罪惡感、對某事感到厭惡、滿腹愁腸（非常難過）、恨某人入骨、有事情一點一滴地侵蝕你、覺得卡住或無法將老舊事物放手（便祕）、無法代謝或處理掉什麼（思緒、情緒、經歷），或者難以讓自己緩和下來（腹瀉）。

下消化道失衡：例如大腸（結腸）——跟放不下有關，經常會對下背及臀部帶來影響。由於小腸的功能是吸收養分，因此小腸失衡表示無法接收及吸收（愛、養分等等），有時候也會連結到覺得自己沒資格獲得那些東西。小腸失衡可能會影響下背及膝蓋。

頸部的肌肉連接到胃。胃跟擔心的能量有關。如果你容易擔心，身體經常會透過脖子跟／或胃來傳遞訊息給你。

訣竅：更多資訊請參閱本我輪（第二脈輪）及太陽輪（第三脈輪）。

喉嚨／甲狀腺：喉嚨象徵溝通、表達以及能量的代謝。出現在喉嚨處的症狀可能表示你體內有下列能量：有話說不出口、吞下情緒（憤怒、痛苦、哀傷）、覺得被誰掐住了脖子、無法接受真相、不敢直言辯護，或者聲音堵住了，沒辦法表達自己的情感。喉嚨及甲狀腺也會因為說話、提供建言，以及覺得自己需要在不舒服或不健康的情況下，表達或捍衛自己等情況而失衡。

甲狀腺的症狀、扁桃腺炎，以及其他口部或喉嚨的症狀多數常連結到這類的暗示。

訣竅：更多資訊請參閱喉輪（第五脈輪）。

體內的各個系統

雖然人體內有許多系統，但只有兩個系統我認為它們是一組的，那就是神經系統跟免疫系統。這兩個系統與身體的運行緊密相關，因此我傾向於專心處理這兩個系統來將正面的能量擴散到全身。其他的系統（諸如：消化系統、肌肉系統、淋巴系統等等）則最好依據系統的何處或身體的哪個部位、器官或脈輪出現何種功能失調，再來做進一步判斷。

免疫系統：這個系統負責保護你的安危——把外來的入侵者趕出去。出現在免疫系統的病症通常可以連結到自衛及保護。你是否會覺得生氣並且防衛心重呢？你是否覺得脆弱又無防備呢？你覺得誰可能會攻擊你呢？（他人，或甚至是你自己？）或者你覺得自己一點防備都沒有呢？免疫系統會保護你。如果你覺得缺乏安全感、沒辦法保護自己，或隨時都具防衛性，就可能會對這個系統帶來破壞。

神經系統：個案來做療程時，我會把多數的注意力都放在神經系統上，因為講到自癒力，神經系統的健康與否至關重要。神經系統最容易受到以下情況的影響：因為什麼事情而覺得緊張或焦慮、一直處在對抗、逃避或僵住不動反應中、提心吊膽地等待某事的發生，以及隨時覺得某件壞事已經處於發生的邊緣。這些都跟三焦經有關，而三焦經掌管了對抗、逃避或僵住不動反應。

對整體健康來說，神經系統的健康非常重要。神經系統的能量與膀胱相連，而膀胱象徵我們的神經是否緊繃（正如「神經性膀胱」一詞）。由於有時膀胱也會藉由憤怒來傳達給我們的訊息，因此我們可以觀察自己是否因怕讓別人不開心而覺得緊張，這種情緒也可能對神經系統帶來影響。如果對自己過於嚴苛，會完全無法放鬆（想像有個人隨時隨地在找你麻煩——而這人就是你自己！），進而也可能會危害到神經系統。沒來由地抽搐、痙攣、發麻以及刺痛等訊息，全部都表示有能量影響到了神經系統。

健康狀況

過敏、敏感、不耐症：過敏全都跟恐懼與防衛性有關。身體誤判了恐懼的來源，因此才會試圖保護你，讓你不要去吃某些例如食物或物質，但這些東西其實完全無害。這通常是種全身性的恐懼反應，但也可以連結到你看到某種物質時會產生的強烈情緒，進而使得身體「怪罪」那些讓你不開心的物質，導致你的身體出現過敏反應，好讓你藉此保護自己。在面對過敏問題時，處理恐懼並學習讓自己安心，是最好的解決辦法。

訣竅：請參閱第十章。

自體免疫症狀：自體免疫症狀都跟攻擊自己的身心有關。這些症狀通常象徵自我批判、攻擊自己或自己的過往（懊悔），以及覺得生命完全失控。這些症狀主要會受到下列情緒影響：帶有罪惡感或羞恥感，覺得自己毫無價值或不夠格。

疲勞相關症狀：疲勞象徵消耗感及自我有所「欠缺」。可以連結到對生活或特定情況感到疲累、缺乏熱情、心底沉重或哀傷、因從不拒絕他人而身心俱疲、忙於取悅他人，以及不堪重負跟被反覆的擔憂和恐懼耗光了心神。跟疲勞有關的症狀經常跟下列能量有關：絕望、失落、無路可走、不知所措。腎上腺及相關的症狀特別跟疲勞有關。

免疫力不全病症：免疫系統功能低下，可以解讀成覺得遭受他人或外界的攻擊，以及缺乏自我保護能力、無法保衛自己。

發炎相關症狀：幾乎所有病症都會發炎，本質上特別跟炎症有關的症狀包括了關節炎、腸躁症、皮膚問題、過敏、糖尿病、心臟病以及癌症。炎症的顯現方式包含生氣或身體發炎紅腫、舊傷又發炎、情緒激動、對自己或他人嚴苛、過度敏感，或者覺得大難即將臨頭。

疼痛相關症狀：這類的症狀顯現通常可以連結到自我懲罰的的思考模式，諸如責怪自己、覺得自己因為不完美而應遭受懲罰、對過去抱持罪惡感、承擔他人的苦痛，或者對他人造成的傷害過度敏感。

睡眠相關症狀：失眠、間斷式睡眠以及難以入睡，都跟心情無法平復有關。你為何心痛？是什麼讓你的心無法平靜？任何未排解的內在衝突都會對心臟造成影響，讓你無法安眠。

有關找出線索、訊息及暗示的各種問題

身體裡藏著許許多多的暗示，這些都是在你踏上自癒之旅時很棒的前進線索。每種症狀或身體的部位都可能潛藏多種不同的訊息。再次重申，我的解讀方式僅供參考，只是讓你有個出發點。在開始的時候，很重要的就是專注思考身體的語言，依據自己的人生經驗去判斷出，身體究竟可能想表達些什麼。這個練習十分重要，能幫助你持續前進。

以下，我列了一些問題，讓你用來自問，讓你能夠輕鬆地開始弄懂身體想跟你溝通的訊息。記得寫下自己的答案跟想法，這樣等你到了本書的下一部，要開始進行深度的能量清理時，可用來當作參考。

- 幫助我去逃避問題的症狀是什麼？如果這個症狀是發生在身體的某個特定部位，是否這部位代表了某種我害怕的東西？
- 依據所在的身體部位或脈輪來看，這個症狀或病症是否連結到某種恐懼上？
- 這個症狀代表／象徵了哪種我可能抗拒的東西？

- 那個身體部位的實際功能為何？我是否允許自己去表達與其有關的情感？我是否恐懼與其有關的情感？
- 我對這個症狀或該身體部位有什麼感覺？這種情緒是否與該症狀的可能根源有關？
- 過往的哪段經驗可能還儲存在該身體部位中？我是否可以利用該部位的象徵意義來找出答案？

你現在已經明白了身體的語言，而你所擁有的知識，也將能夠在接下來的第三部分裡，對你帶來很大的幫助。你在這個章節裡發現到的那些線索，將協助你清楚地知道在清除了哪一些壓力反應、場景回憶以及人生經驗後，能為你的身體帶來最大的益處。

Part 3

改變與壓力之間的關係

還記得我們先前曾聊了很多，要如何清理土壤，好讓那棵美麗的大樹（你！）的健康狀況可以得到改善嗎？好，我來告訴你怎麼做：我們要改變與壓力之間的關係。

而要清理土壤，我們得把力量集中在下列四個主要區塊上：

- **未處理經驗**
- **有害信念**
- **不健康的情緒模式**
- **恐懼**

然後，對應不同的區塊，你將學會主要的各種技巧去找出這些負面能量：

- **胸腺測試及拍打**
- **情緒釋放技巧**
- **情緒清掃**
- **脈輪拍打**
- **三心法**

我會仔細引導你，讓你看清楚每一個主要區塊跟每一種技巧。如同在緒論中所提到的，我建議你把相關技巧的頁面都讀過也練習過一遍，對它們有個徹底的瞭解。一旦有了大方向，你就能夠斷定哪種方式最適合你。

我們聊過的那個大樹的例子是整個自癒過程的基礎。我們將要開始清理土壤。到了第十一章，我會提供一幅治癒之樹的圖給你，同時也會告訴你如何利用這幅圖畫，進而幫助你更有效率地走完整個流程。你在第三部分會學到的東西大概就是這些。

開始吧！

Chapter 7

清除未處理經驗

你可以這麼做，我跟你說，這是老天允許的。

讓你的生命故事再一次開始。

——珍．赫希費爾（Jane Hirshfield）《心的生命》（*The Lives of the Heart*）

情緒能幫助我們瞭解自己的體驗、感受生命、與他人互動，並且還有很多很多功能。可是當情緒殘留體內時，麻煩就來了，情緒會變得長久存在。發生這種情況時，我們會感受到強烈的情緒，而且通常是永久的，也沒有辦法去處理——這些情緒會帶來壓力反應。

在這個章節裡，我們會探索從體內清除掉那些老舊經驗的好處，這種做法很值得我們去利用。你將會明白，在經歷過一些情感上的變化以後，這些老舊的情緒如何殘留在我們體內、它們對我們的健康會帶來怎麼樣的影響，以及如何清理掉它們，好讓身體能夠放鬆、自癒。你也將學會兩種非常有效的情緒清理技巧：「胸腺測試及拍打」跟「情緒釋放技巧」。

我們本來就應該要釋放掉老舊情緒

在我的工作坊裡，我會在每張座椅上都放一枝筆跟一張紙。接著，我會要求參加者在眼前那張紙上寫下自己的名字。我會給他們幾秒鐘的時間，等待每個人都完成。環視房間時，我通常會發現，縱使已經不再需要使用到筆，但約莫半數的人卻仍然拿著。

藉由這個好機會，我會解釋情緒跟做這件事之間的相似之處。我們本來是因為特定原因而叫出並使用自己的感受——表達自己、保護自己等等——但等到我們不再需要它們時，應該要讓它們離開才對。

在完成了原本的目的以後，過往的情緒通常會殘留在體內。野生動物在經歷了讓牠產生壓力的事件後，牠會甩甩身子、顫抖、奔跑或做其他肢體活動，來釋放體內的壓力化學物質。動物藉由釋放掉壓力來脫離對抗、逃避或僵住不動模式。牠會重新找到體內的平衡，讓牠得以回復原先自然的情緒。

人體本來天生也應該要這麼做，但我們卻經常被（自己或他人）要求「冷靜一點」、「打起精神」、「別那麼敏感」、「成熟點」以及「自認倒楣吧！」

在經歷過一個讓我們產生壓力的經驗以後，如果清除了讓我們存活下來的化學物質，等於就是發送一個訊息給我們的原腦，告訴它，我們活了下來，現在很安全了。這麼做會發送訊號給認知神經，要它處理相關資訊，同時釋放掉與該經驗有關，且已無存在必要的任何東西。如果正常釋放了面對壓力經驗並存活下來的能量，這個能量將會確實幫助我們覺得自己更有能力，未來也有辦法處理類似的事情。甚至能讓我們獲得安全感。

但如果我們沒有釋放這種能量（也就是說，沒有經過處理及釋放的程序），那麼原腦就會把那個經驗凍結在身體的系統裡。我們當時所感受到的所有情緒，都將活蹦亂跳地殘存在我們的體內。

《情緒分子的奇幻世界》（*Molecules of Emotion：The Science Behind Mind-Body Medicine*）一書的作者甘德絲．柏特（Candace B. Pert）博士開拓了我的視野，讓我知道了這個概念。她的作品根基於重要的發現：過往經驗裡的感受與未表達出來的情緒，可能會在細胞記憶中卡住。

在《情緒分子的奇幻世界》一書中，柏特博士寫道：「出現在心靈——或身體——裡的感受會轉化成胜肽釋放出來。（器官、組織、皮膚、肌肉及內分泌腺體）都具有胜肽的受體，能夠讀取並儲存情緒資訊。這意味著情緒記憶會儲存在身體的許多地方，不但（也非主要）儲存於大腦之中，在體內的任何地方，只要那裡有存在胜肽／受體的網路，就可以透過各種方式來讀取情緒記憶。我認為，未表達出來的情緒確實地常駐於身體之中，試著往上層移動，被表達出來，進而融入體內，與我們整合，同時獲得治癒。」⓾

定義未處理經驗

我們多數人看待並理解到的「心理創傷」其實只有一半。聽到心理創傷這個詞時，我們腦海裡通常會浮現的是虐待、忽視以及災難。但**心理創傷實際指的是一種「令人深度憂慮或難受的經驗」**。我們一般認定，會造成心理創傷的事件並不總是實際會給我們帶來心理創傷的事件。心理創傷的經驗有可能是很明顯的，例如家人的驟逝，或某些看起來比較不嚴重的事情，好比二年級時，你朋友在操場對你說的那句傷人的話。

當從那些經驗中得到的、未處理的情緒住居在身體裡時，你在一定程度上或許隨時都會感受到它們的存在。但還會發生另一件事。我們也會賦予這些經驗不一定正確的意義。在那之後，這些意義或解讀會變成我們賴以維生的有害信念，這部分你在下一章就會學到。

潛意識會把未處理經驗視為參考或「證據」，證明該信念對你來說依舊適用。你得要藉由清除並中和掉那些仍然卡在系統中的能量，來跟潛意識證明你現在沒問題了，情況很安全，可以放鬆並甩開過去了。並非所有信念皆須拋棄，但多數都應如此。無論如何，清除未處理經驗會對你的健康帶來益處。

我們來更深入瞭解「未處理」是什麼意思吧！

在你的生命中，任何令你憂慮或難受的事件或情感經驗，倘若你沒有好好的承認、處理、釋放，就可能會成為你心裡的創傷。這意味著該事件的感受依然附著在你心裡，或也可以如甘德絲．柏特所言，「未表達出來」。也就是說，**心理創傷的重點比較不在於事件本身，而著重於該事件未處理，仍儲存在你身體裡**。所以從這刻開始，我們不再使用心理創傷這個充滿壓力的詞彙，只形容這種情緒「未處理」。不覺得已經比較沒那麼可怕了嗎？

我們甚至可以透過檢視治癒未處理經驗的三個步驟，進一步拆解它的涵義：承認、處理與釋放。

- 任何你沒有**承認**的事件，表示你很有可能（即便只是下意識地）會對自己說：「唉唷，那又不是什麼大事！」但你真實的感受是：「哇，嚇死我了」或「也太機車了吧！」
- 任何你沒有**處理**的事件，表示你尚未明白該事件，或者還沒有辦法接受自己無法明白該事件的事實——而該事件將以未解決的姿態殘留在你的心靈中。

- 任何你沒有**釋放**掉的事件，表示因為你還沒有承認並進行處理，因此它可能仍舊儲存在你的身體中。如果確實如此，回想起這個事件時，你極有可能會感受到一股「波動」。你可能會覺得心窩緊緊的、胸口不舒服、淚盈滿眶、心臟猛跳、手心冒汗……等等。而也有可能（可能性甚至還很高），你已經不記得這些事件或未處理經驗了。

我用一個比喻來說明未處理經驗會對人體產生怎麼樣的作用。想像你的身體裡面有一個小小的膠囊。當你遇到了一個帶壓力的經驗，卻沒有承認、處理、釋放，所有的情緒能量振動（感受）、畫面、氣味，以及其他細節就會儲存在膠囊中，殘留在那裡。當任何現況或相關細節跟膠囊的內容物產生對應時，未處理經驗可能就會被觸發，在你的體內「醒過來」。屆時，你就會感受到再一次的心理創傷、焦慮或一系列的情緒，彷彿再次有了同樣的經驗。為了杜絕這種思維模式，你得要找到許多個觸發點，然後再清除或平息它們，這樣就可以了。

目標是要讓你接受這個經驗的存在，但不會再感受到伴隨而來的強烈情緒波動或能量干擾。你永遠也不會喜歡這個經驗，它不會讓你覺得開心，但為了要繼續前進，你得要接受它，並與之和平共處。這又回到了甘德絲．柏特的觀點：為了要能自癒，各種情緒必須被表達出來，並與你合而為一。這麼做，不僅能幫助你釋放體內會帶來壓力的反應，還能進一步讓你瓦解建立於那個經驗之上的有害信念。

一個相當有趣的情況是，你或許有許多這種經驗，但你根本就不記得了，而這對你帶來了更大的麻煩。這些經驗可能發生在你很小的時候，或是一些看似小得不能再小，所以才讓你想不起來的事情。我很快就會告訴你，縱使你記不得了，我們還是有辦法清理掉這些東西。

製作一份回憶清單

此刻，你能夠為自己製作一份清單，這份清單十分有用。記下所有人生至今依舊令你難平、你仍會不時憶起，或你希望從未發生過的往事。還記得在經歷過何事以後你就「判若兩人」了嗎？在目前這個考驗尚未出現在你人生之前，你能想起發生過什麼事情嗎？有什麼事情是讓你如今回想起來，依舊心緒不佳或心臟猛跳的呢？

這份清單可能會很長很長，但值得你花時間去製作。如此一來，你就會擁有一份待處理清單，隨後緩慢而確實地將它解決掉。

在寫清單時不要下評判，任何「雞毛蒜皮」的事都記上。記下你能夠想到的任何往事。它們全部都很重要。我跟個案說，比起遭遇重大車禍或其他看似更容易帶來心理創傷的事件，我看過更多人是因為小學課堂上當眾遭到羞辱而留下了「揮之不去的陰影」。這是因為發生「大」事件時，相對於無視，我們傾向於去傾訴、面對及處理。

這份清單不需要依照特定順序，也不需要鉅細靡遺。只要你自己看得出來是指哪件事情就好。

無論你認為往事是否有其意義，它們都會對你的健康產生極大的影響。不管你記不記得都一樣。清除掉它們很重要，而且執行起來或許沒你想像得那麼困難。

用兩種方法來找出你的未處理經驗

那麼，我們要用什麼方法，來確實找出體內那些未處理經驗，好釋放掉它們以繼續前進呢？你現在有了一份可以當作出發點的回憶清單。不過呢，你仍需要縮小範圍，決定要先處理哪一些經驗。有兩種有效的方法能夠幫助你找出影響最甚的經驗：肌肉測試跟利用回憶清單。請隨意選擇對你有用的那一種方法；兩種方法皆適用。

方法一：肌肉測試

我最推薦這種方法，因為它最不費力又最準確。你不需要記得那段往事，也不需要保持客觀的態度去決定哪些經驗真的對你的身體造成了問題。你只需要問自己的潛意識就好。潛意識早已知道答案，只等著要跟你分享這些資訊。

關於肌肉測試，你可以使用在第五章時學會的站立測試或手臂測試。只要問自己的身體：「體內是否有未處理的經驗，才會導致________________呢？」空格你可以填進「體內有壓力」，也可以填進你正面臨的問題，例如「在社交場合中缺乏安全感」或「消化不良」。

這個問題的答案多半會是「對」。你或許有許多這類的經驗，但其中一定有一個是最關鍵的。接著，你可以透過肌肉測試來找出事件發生時你幾歲，藉此線索來猜測可能是哪一件事情。

問：「這個事件發生的時間點是介於零歲到二十歲之間嗎？／二十歲到三十歲之間嗎？」依此類推，持續詢問，直到身體針對特定時間帶回答「對」，然後就以那個時間帶中的每一年去問，找出特定的歲數。記得，問問題時步調要緩慢，問題與問題之間要停頓幾秒，讓身體有時間去重新校準。

在決定好歲數後，只要保持開放的心胸，讓各種想法自然浮現就好。記住，這件事有可能很明顯，例如家人過世，但也可能是你認定的小事。任何事情都沒關係，去接受各種可能性。

如果不確定，你可以問更多問題，例如問這段往事跟什麼有關——某個人、你的工作、健康……等等。這可真是一個規模龐大的猜謎遊戲呢！

身體會持續回答你，到最後，你可能會想起那段記憶，或也可能擁有足夠的資訊去處理這個問題。舉例來說，假設你只知道有這麼一段往事，歲數是五歲，在學校，跟你的老師有關，那麼即便你想不出更多細節，這些資訊也足夠了。

問完以後，建議你透過肌肉測試再次確認。記住，你的表意識總認為自己知道事情與事情之間的聯繫，但潛意識說的才算數（而且它有原始的紀錄）。

問：「是＿＿＿＿（簡短描述那段往事）導致我體內的壓力嗎？」句子最後的部分，你可以使用任何類似的語句，例如「導致這些偏頭痛」或「導致我的懼高症」。

一旦確認以後，你就有一個明確的經驗可以去處理了。如果你找不出或想不起特定往事，那麼只要盡可能找出更多資訊就好。

透過肌肉測試，或許你最後會發現一些訊息，例如二十歲時有發生過一件事情，跟媽媽有關，但你沒辦法明確知道當時到底發生了些什麼事。沒關係。如果方向正確，只要掌握了幾個關鍵細節，身體通常都會允許我們去處理那段經驗。

訣竅：還記得我們早先聊過的前世及世代能量嗎？在著手未處理經驗時，我們也可以趁著這個機會，去找出那些能量。針對未處理的前世經驗，你只要用肌肉測試問身體：「有前世經驗導致我體內的壓力嗎？」如果答案是「對」，就像你要問這輩子的未處理經驗一樣，你可以利用同樣的程序來獲得更多前世經驗的資訊。這表示那段經驗的能量從前世被帶來了這一世。只要去猜測那件事可能跟什麼有關就好。

至於世代經驗的部分，就問：「有未處理的世代經驗導致我體內的壓力嗎？」我們是在問你是否繼承了親族的經驗（及其能量）。如果答案是「對」，你可以問身體，是從哪一邊遺傳過來的——是母親那邊還是父親那邊。回想看看你所知道的關於祖先的經歷，看看能不能鎖定是從哪個人那邊遺傳下來的，以及是件怎麼樣的事情。之後，你將會學到清除這些經驗的技巧，而要清除前世及世代經驗也是使用相同的技巧，但需要調整一下字句。我到後面會再解釋。

方法二：利用回憶清單

我有兩種訣竅能夠幫助你找出應優先處理的重要經驗。

① 找出自己對該考驗的感覺——問你自己：「我對正在面對的考驗有什麼感覺？」這裡的考驗通常指的是整體的問題，例如某種疾病或恐慌。這個問題能夠幫助你揭露你體內可能儲存有哪些未處理經驗，而這些經驗就導致了你的考驗。你覺得傷心嗎？你覺得沮喪嗎？你覺得憤怒嗎？試著找出立刻出現的一種主要情緒。

一旦找出來，就查看你的清單。在人生當中，你對哪件事情特別抱有這種情緒？或許是跟家人吵架，或者是公司處理事情的一些方式你不喜歡。類似的未處理經驗可能有好幾個，多做這個流程幾次，能幫助你找出一系列你能去處理的經驗。

是哪種類型的考驗並不重要。我不斷發現，我們對該考驗的感覺，能夠順利幫我們辨別最早是哪些情緒創造出了它。另外值得補充的一點是，當該考驗帶給我們的感受不再那麼差以後，也是我們開始自癒的良好跡象，有趣吧？

舉個例來說明這種事情是怎麼發生的——吉姆因為關節痛的原因來找我。我問吉姆，疼痛是從什麼時候開始的，他跟我說是兩年前。我問他，還記不記得兩年前發生了什麼事。他列了一長串可能導致身體過度負荷的事情。在探討了幾個主要的可能以後，我又問他，他對自己關節疼痛有什麼感覺。

每個人對自己的問題都會有特殊的感覺，縱使諸如關節痛這種實際上很普通的問題也一樣。而至於吉姆，我知道不管他對關節疼痛所抱持的主要情緒為何，都是能夠幫助他找出背後的未處理經驗的良好出發點。

吉姆形容這種疼痛為「疲於應付」。接著，我幫助他找出差不多同時間以及那段時間之前（前一兩年），還有沒有什麼事也是讓他感到「疲倦」，或有沒有什麼情況讓他覺得很「疲憊」。你不需要嚴守兩年的時間點，不過當時我是這麼做的。我們發現差不多同時間，由於婚姻出了點問題，使得他覺得自己「缺乏價值」。藉此，我們開始清理那些經驗的能量，用的方法我很快就會教你。這麼做不僅讓吉姆對該情況的沮喪跟疲憊大幅減輕，同時關節疼痛也好了大半。

一次又一次，我發現我們身體或情緒的感受，能夠十分有效的幫助我們找出導致某種考驗或困境發生的能量或經驗。

②找出具有最強的情緒「波動」的回憶——現在，你可以再一次使用回憶清單。哪些經驗至今仍讓你的情緒萬分激動呢？哪些回憶至今仍讓你一想到就胸悶或哽咽呢？你感受到的，就是能量的失衡——表示那些情緒或回憶依然安穩地住在體內。優先選擇去處理那些最讓你激動或最古老的回憶吧！

確保自己無論是面對怎麼樣的往事，都不管大小，直接面對。如果你生命中曾有過巨大的心理創傷，但最讓你情緒起波瀾的是四年級時沒有贏得拼字比賽，那就去處理這段回憶。小事也可能龐若巨山，大事也可能小如砂石。

讓我跟你分享一個故事，好幫助你瞭解。

珊蒂，我的一個個案，在她畢業以後的第一個職場裡，遇到了一個非常丟臉的經驗。身為行銷部門主管的她出席了一場會議，隨即開始恐慌。她平常不會有對著一大群人說話的機會，尤其眼前的人還都是些公司的高層主管。她覺得自己開始頭暈想吐，手心也在冒汗。跟我約診的那次，她整個人嚇慌了，因為幾個禮拜以後，她又要上台發表言論。

我問她，在那次的經驗以前，她有沒有過害怕公開說話的問題。她說，她以前沒有過公開說話的機會。不過，在我開始幫助她把「公開」的規模縮小以後，她想起學生時代，當她必須當著全班的面說話時，有過幾次非常緊張的經驗。

由於類似的經驗她有五次，都是在不同的時間點，我請她去回想最初的那一次就好。我知道許多的其他經驗都跟第一次的經驗「有關」，因為所有後來所發生的經驗，多半都是讓她想起了第一次的感受。我們清除了第一次的經驗，包含所有那些陳年的感受，甚至連其他次的經驗都用不著去處理。不過情況並非總是如此，你經常得要回頭去把找出來的其他經驗也一併處理掉，但有時候也會比較幸運。

以珊蒂來說，所有讓她回想起第一次恐慌的那些類似的未處理經驗，都隨著第一次經驗的清除而煙消雲散。我們一定是接觸到了「最強大」的事件，而在瓦解掉它的能量以後，我們也疏散掉了其他後續事件的能量。你很快就會親眼看到應該要怎麼去做了。

這個例子能夠明白地讓你知道，為什麼去處理並釋放掉身體裡的經驗跟情緒這麼重要。如果不這麼做，我們的人生當中，將充滿各種觸發壓力進而去影響身體的機會，而且也會經常增強自己從未處理經驗那邊所得到的信念。

現在，我們要來準備清除囉！

如何透過兩種技巧來清除掉未處理經驗

希望此刻的你，已經能夠找到一到兩個確切的未處理經驗。如果你跟以前的我一樣，那你八成可不是只有一兩個要處理而已！我們開始清除它們吧。要清除未處理經驗會使用到兩個技巧，包含了「胸腺測試及拍打」跟「情緒釋放技巧」。

我已經聽見你在說的話了……「我怎麼可能有辦法清除掉人生中發生過的所有事情呢？」雖然聽起來像是一張會跳針的老唱片，但我一定得要這麼做，而且還要清楚地大聲喊：你不需要釋放掉所有的能量，也不用一次做到。我們處理的方式，是當過往明確浮現腦中時，才輕柔地（而且緩慢地）釋放掉它們。

在清除這些經驗時，沒有任何特定的順序，也不用照時間來。就跟之前一樣，只要相信任何優先浮現腦海中的東西就是應該先處理的經驗，這樣就夠了。

我會教你兩種清除未處理經驗的不同技巧。在幫自己或個案治療的時候，我兩種都會使用。兩種技巧天差地別，方式也截然不同，能夠幫助我們徹底清除掉過往的經驗。將兩種結合使用，效果會非常好，至少一開始是如此，但在你學會並持續使用兩種技巧之後，你或許會發現自己有時候只需要使用到其中的一種，就能徹底清除掉過往的經驗。

胸腺測試及拍打

就如你之前在第四章所學到的，胸腺主掌了身體的免疫系統。胸腺位在身體的情緒能量中心處，就在心臟旁邊，是身體裡第一個會被壓力情緒影響的器官。事實上，胸腺經常被稱為「心臟的保護者」。胸腺的能量負責調節全身的能量流動。胸腺最容易被以下的情緒影響：缺乏安全感、覺得受到人生或他人的迫害，以及覺得缺乏保護的能量。現在你應該完全明白，為什麼在儲存（及釋放）未處理經驗一事上，它的角色會這麼重要了，對吧？

胸腺非常強大，也連結到身體其他的能量系統，只要處理它，幾乎任一能量系統中的堵塞或失衡都會受到影響。因此，它就是我們下一個清理技巧主要要處理的對象。

想想看，當人們難過或焦慮時，胸口就會自然而然地「怦怦跳」的行為；或者當大猩猩覺得危險時，就會重捶自己胸口的行徑。許多人都相信，當我們亟需能量時，我們就會自然地傾向於強化並平衡體內的能源。

你或許還記得，在第四章的時候，整體療法領域的先驅約翰·戴蒙醫師因為胸腺在體內的位置，而認為胸腺是心靈與身體之間的連結。胸腺負責製造T細胞，而T細胞對於維繫免疫系統的正常運作非常重要，其功能包括保護身體免於罹患過敏、自體免疫疾病，以及免疫力不全症。

因此，我認為胸腺要健康，我們才能夠得到完整而永久的自癒力。甘德絲·柏特針對未表達出來的情緒的研究，加上多年來探索過幾種釋放情緒的方法，幫助我創造並改良了胸腺測試及拍打。這個技巧之所以能夠處理並釋放感受，同時找回與這些感受有關的免疫系統的平衡，是奠基於胸腺的治癒能力。

為了要幫忙清除掉未處理經驗，我們會採用簡單的三個步驟：

1. **首先，找出卡在你體內的那些未處理經驗。**
2. **接著，使用簡單的胸腺拍打程序去釋放那些感受。**
3. **最後，你會植入正面情緒，幫助那個經驗徹底融入你的體內，進而促進自癒。**

我通常會在療程結束時植入正面情緒，而不是在處理完一個經驗以後立刻植入。只要你是在完成或結束治療的時候植入正面能量，兩種方式都可以。

還記得我們在這個章節比較前面的地方提過膠囊這個比喻嗎？這個技巧會幫忙開始清理掉裡面的情緒。

我們來聊一下，究竟要怎麼做，才能知道還有哪些感受仍卡在心底吧！透過使用情緒清單，再加上肌肉測試，你就可以找出自己需要清理的感受了。

就讓我來跟你分享幾個案例，讓你知道這個概念是如何奏效的。自然療法醫師有時候會用天然藥物的清單（或是實際的藥物），加上肌肉測試，來找出哪一種藥物對患者最有效。

順勢療法醫師通常會使用各種細菌跟病毒的清單，加上肌肉測試，來找出哪種微生物能夠對患者帶來影響。身心靈營養師通常會使用食物頻率問卷或各種裝了過敏原的玻璃藥瓶，加上肌肉測試，來找出患者對哪些食物過敏。透過利用肌肉測試，來詢問身體關於問卷或藥瓶的問題，訓練有素的身心靈營養師能夠得知身體需要哪些東西，才能回到平衡的狀態。

早在我知道任何有關情緒治療的事情之前，我就有用這種方式去檢測過堵塞在體內的情緒，醫師也給了我精油跟順勢療法藥物，來幫助我導正這些情緒。同樣的方法也將幫助我們找到體內的未處理經驗，以及相關的情緒能量。一旦找出來，我們就可以使用胸腺測試及拍打，把它們清除掉。

情緒清單可以用來使用在胸腺測試及拍打技巧上。這份清單來自於我對情緒的研究及分析，這些常見情緒經常會在經驗結束以後，仍久遠地殘留在體內。我在清單上留下了額外的空間，如此一來，如果你對某種情緒有強烈共鳴，但清單上沒有的話，你就可以立刻列在表上。

你現在已經懂得差不多了，可以開始清理情緒了。

步驟一：評量經驗的強弱

在這個章節比較前面的地方，你應該用過肌肉測試或回憶清單發現了一個未處理經驗吧？首先，我們先回想起那個經驗。一開始，只要使用回憶清單裡的標題，或為你的經驗創建出一個簡明扼要的標題，給它一個方便提及的名稱，可以用例如「爸爸過世的那天」或「吉米取笑我的那次」之類。如果你發現了一個前世或先祖遺傳下來的世代經驗，就幫它下一個標題。

閉上雙眼，專注去想你要清理的經驗。以分數一到十，給這段經驗對你的影響有多強評個分，十分是最強。如果你可以找出這個「感受」位在身體的何處，那就同時也記住這點。你現在的情況如何並不重要；重要的是你已經對自己的出發點有了想法，因此在清理經驗時，就能衡量自己的進度。如果你沒有發現情緒波動，也沒關係。

步驟二：找出你的情緒

你將開始使用下面的清單，以及後面會提到的三種方法，來找出有哪些感受卡在你的身體裡。你將一次找出一種感受來把它清理掉。

注意：在我看過的所有情緒清單裡面，雖然「焦慮」這種情緒幾乎都會出現，但我的清單裡面並沒有列出。我不認為焦慮是一種情緒，或說我不認為它是一種真正的情緒。我們經常形容的焦慮，只是其他情緒遭到了壓抑而誕生的產物而已。

事實上，情緒受到壓抑導致我們產生了焦慮、緊張或不寧。這會讓人覺得好像有什麼東西要出現了，或者出來了。清單上少了「焦慮」這個選項，能讓你的身體選出真正需要被釋放掉的情緒。你可以利用另外一張紙，有意識地學習去辨別出有哪些情緒可能會被你形容為焦慮。這種練習大有益處，能讓你更容易挖掘焦慮背後的根源。

胸腺測試及拍打未處理情緒	
區塊 1	區塊 2
被遺棄	無助
恐懼	無望
哀傷	沉重
缺乏愛	缺乏耐心
膽怯	失控
被批評	防衛性強
被評斷	受挫
被討厭	恐慌
被訓斥	缺乏安全感
缺乏價值	無力感
被攻擊	震驚
遭背叛	失敗
區塊 3	區塊 4
被拒絕	脆弱
憤怒	缺乏支持
罪惡感	不夠格
懊悔	丟臉
被責怪	不堪重負
三心兩意	被霸凌
憎惡	寂寞
衝突	孤單
混亂	後悔
緊張	失望
不安	被拋棄
擔憂	被排斥
受傷	絕望

方法一：肌肉測試

要找出體內老舊的感受，最棒也是首選的技巧就是你的超能力：肌肉測試。記住，你的潛意識就像一台記錄器，它清清楚楚地知道，清單上的哪些老舊感受或許跟你正在著手的未處理經驗有連結。只要先擺好肌肉測試姿勢，然後這樣去問你的身體就好：

- 「關於＿＿＿＿＿（姓名或標題），在這張清單所標示出的各種能量（你可以用其他詞彙例如感受或情緒來代替）之中，有沒有哪一種堵塞在我的體內？」

  注意：你可以自由更動字句。不需要跟我的建議相同。我有時候會說：「有沒有來自＿＿＿＿＿（該經驗的名稱）的情緒，是我的身體想要釋放掉的？」

- 「是在區塊一嗎？」如果答案是「不對」，你就會知道是在其他區塊裡面，接著就可以逐一詢問，直到得到「對」為止。
- 然後讀出每一種感受，一個接著一個，去問你的身體：「是＿＿＿＿＿嗎？」直到你得到「對」的答案為止。

方法二：用手指撫過情緒清單

另一種找出各種堵塞感受的方法，就是閉上雙眼，深呼吸，然後輕輕地用手指撫過情緒清單。其實動作若是夠輕柔，你會感受到手指會稍稍「黏」在某一種情緒上，而那種情緒就是跟你產生了共鳴，你的身體想要立刻釋放掉它。手指在幫你去感知或選擇。

方法三：善用你的直覺

最後，你可以從清單上選擇情緒，安靜地注意有哪些情緒忽然蹦現在你腦海就好。不要評斷後做出選擇，只要注意有哪些情緒浮現即可。這種選取的方式最不容易找出隱藏的情緒，因為我們會自然而然地傾向於做出符合該經驗或符合邏輯的選擇。我們已經學習到，我們自己所注意到的情緒，通常都不是那些會對我們造成負面影響的。

讓自己稍微憶起那段經歷，但不用一頭鑽入，這是承認流程的一部分。我們只是暫時把注意力放在上面，幫助自己去進入當時沒有發生的後續處理過程。

你或許已經習於透過其他方式，來分析並檢討自己的過往經驗。我們的心智經常期望在放手前，能夠先對事情有一番瞭解。然而，人體的能量卻不是這麼運作的。它不需要理性思考，就能直接釋放掉情緒。最重要的是，簡短地承認那段回憶的存在，讓我們能夠對那段經歷按下「倒帶鍵」，使我們得以進入當時應該要有的後續流程，才能進一步將其釋放。

步驟三：透過胸腺拍打來清理情緒

現在，你已經找出仍堵塞在身體裡的感受了，準備好要藉由拍打胸腺，來將那個情緒能量清除掉，或者使之平息下來。你將會一次釋放掉一種感受，然後再從頭開始。

在拍打的時候，你可以說出下面的字句，會讓你覺得比較舒服，但其實並非必要：釋放掉這個

> 吧（那個情緒的名稱）。

只要用單手的指尖紮實地輕輕拍打胸腺七次就可以了。在你做這件事的同時，腦子裡要抱持清除那個情緒的意圖，並且深呼吸兩次。如果心底覺得有必要，你可以重複說出清除或釋放。再次重申，話語並非必須。

讓我來跟你分析這個方法為什麼有效！藉由拍打，手指會送出一股能量穿過你的胸腺，清除掉可能帶來堵塞或失衡的情緒能量，無論該能量是位在身體系統的何處都有效。你不需要知道該能量位於何處。你想要清除它的意向，也是實際執行清除動作的主要推手之一。你承認了那個感受，並同意身體釋放掉它。在拍打胸腺釋放該情緒的同時，你也在找回胸腺的平衡，並加強胸腺的能量，讓它能從失衡的狀態中回復。

你或許會發現自己在打哈欠、吐氣、打嗝，或出現其他非自主性的能量移轉徵兆。沒有也沒關係。每次清理完能量過後，你最好停一下，讓身體休息個幾秒，深呼吸兩次。

單清除掉一個情緒能量，就會釋放掉體內能量系統裡的一大堆能量，所以不要小看每一次情緒釋放

的力量。針對每一次的經驗，你或許會有三個感受想要清除，又或許會有五十個。這都沒關係。你或許會花上五分鐘，又或許要耗上幾星期。用不著著急。

如果你採用的方法是肌肉測試，你每次都要這樣自問：「關於__________（姓名或該經驗的標題），在這張清單所標示出的各種能量（你可以用其他詞彙例如感受或情緒來代替）之中，有沒有哪一種堵塞在我的體內？」就像我們先前聊過的那樣，記得可以修改字句，讓這句話對你而言聽起來更自然。持續釋放掉與該經歷有關的情緒能量。每釋放掉五到十個能量，就小小休息一下，在腦海裡想像出你正在處理的那個經驗。有覺得比較好了嗎？是否它帶來的情緒比較不那麼強烈了？有覺得體內的情緒波動停止了嗎？這些都是好現象，表示能量被釋放掉了。

如果你採用的方法是肌肉測試，那麼在釋放掉身體的能量以後，當你回頭再去測試該經驗是否還帶有很多情緒能量時，你最終會得到否定的答覆。這表示說你的身體已經清理掉現階段能清理的所有感受了，需要再一些時間去處理，才會找到更多情緒。也可能意味著所有的感受都已經徹底清除乾淨了。你現在可以進入步驟四了。

如果使用的方法不是肌肉測試，你就得仰賴自己的直覺去得知何時該停止。是不是覺得需要休息一下了呢？回想起那段經歷時，它所帶來的感覺或波動是否減輕了呢？這表示你正在清除掉跟它有關的堵塞或失衡。利用你的直覺去決定什麼時候可以進入下一個步驟。

記住，在做完胸腺測試及拍打以後，你將會使用到情緒釋放技巧，所以如果該經驗仍帶有一些負面能量，你還有進一步去清理的機會。

步驟四：找出正面能量後植入

除了利用胸腺測試及拍打來釋放掉老舊的感受以外，我們同時也會利用它來植入正向感受。植入正向感受能夠加強清理的效果，因為你會給予身體正面的情緒，並將這些情緒放進釋放出來的空間。我喜歡把找出並植入正面感受的程序想成一種「收尾的過程」。

雖然釋放負面能量顯然很重要，但有時候，在釋放掉一些保有了很久的東西以後，我們會覺得心裡空空的或好像少了什麼，哪怕那不是我們想要的東西也不例外！

記住，思緒跟文字都是能量。利用下一頁的正向感受清單，你就能夠一一找出並植入那些正面能量。你可以有意識地去揀選，或利用更準確的肌肉測試，來讓潛意識幫你選擇此刻的你正需要的能量。

訣竅：在做完胸腺測試及拍打以後，你應該要植入一些正向感受，但除此之外，你也可以單純利用這個技巧來提升你整體的振動。在做完療程以後，我通常都會跟個案一起植入一些正面情緒到他們的心裡。

如果你使用的是肌肉測試，你就這樣問身體：

- 「在這張正向感受清單上，是否有哪種正向感受對此刻的我來說相當受用，應該要植入的呢？」

如果答案是「對」，就繼續下一個問題。

- 「是在區塊一嗎？」如果答案是「不對」，那麼你就知道是在其他區塊裡，因此就可以逐一詢問。
- 接著逐一唸出每一種情緒，詢問你的身體：「是＿＿＿＿嗎？」持續這麼做，直到你的身體回答「對」，找到你需要的第一個正面情緒為止。注意：如果清單上有哪一種情緒忽然浮現腦海，你可以一開始就直接詢問身體，以節省時間。

胸腺測試及拍打正面情緒

區塊 1	區塊 2
有能力	舒適
富足	不孤單
接納	滿足
被接納	有決斷力
能適應	被賦予權力
被感謝	受到鼓舞
果敢	精力充沛
安心	順暢
自在	原諒
勇敢	自由
優秀	踏實
歡欣	快樂
陽光	值得被他人正面對待
受到保護	被愛
區塊 3	**區塊 4**
安全	信任
安適	有價值
強壯	願意
受到支持	平靜
感恩	理性
重要	有自信
被視為一份子	被療癒
獨立	有希望
被認可	心胸開闊
放鬆	積極
被賦予權力	平和
明白	正面

步驟五：植入正向情緒

一旦找出這個情緒以後，只要紮實地輕拍胸口上方的胸腺七次即可。在做這件事的同時，把注意力放在那個感受上。同時也要深呼吸。這麼做會把那種振動「拍打」進你的胸腺，並將正面能量輸進你全身的系統之中。

就跟你在清除過往的老舊感受以後可能會打呵欠、起雞皮疙瘩等等一樣，在植入正向感受的時候，你也可能會有相同的感受。依據個人的直覺，我通常會植入三種正向感受。不過，其實不管你想植入多少個都可以。

訣竅：胸腺測試及拍打的清理範圍其實可以更廣泛。舉例來說，你可以透過肌肉測試來問身體是否可以釋放掉一些連結到特定人物、生命中的某一段時期、特定工作、一段感情關係、你抱持的某一種恐懼，或任何老舊情緒都行。

情緒釋放技巧

就在我最需要的時候，這個技巧進入了我的生命，我希望它也能幫上你的忙。如今，我隨時都會藉各種不同的方式來使用它，後續我會再跟大家分享。但現在，我們要來學習如何把它當作清除未處理經驗的另一種方法。

EFT拍打的運作方式跟胸腺測試及拍打不同，因為我們會把未處理經驗當作一個整體來處理，而非當成各別的情緒能量。EFT能幫我們找出先前聊過的那個膠囊的許多不同面向。利用這個技巧，我們放在各別感受上的注意力將減少，取而代之的關注焦點則是整體——畫面、聲音、該經驗的細節，以及其他能觸動你情緒的東西。

在做胸腺測試及拍打時，不需要把太多心思集中在要處理的經驗上；情緒釋放技巧則讓我們有機會能多去回想自己的經驗，並且將注意力放在較深層的地方。這種技巧非常安全，不會讓你再次感受到那個經驗帶給你的心理創傷。透過情緒釋放技巧，在過程當中，針對要處理的經驗，我們更容易得到有意識的覺察、感知的轉移以及觀點的改變。這種作法通常受到那些想要去理解，或是想要覺得該經歷已經告一段落的人的青睞，因為他們能夠藉此與該經歷和平共處，拋之腦後。

雖然胸腺測試及拍打肯定也大多能得到相同的結果，但你很快就會發現，情緒釋放技巧讓我們可以用更緩慢、更有意識的方式去走過這個過程。對部分的人來說，這樣會讓他們覺得比較滿足。

由於這兩種方法天差地別，因此能夠同時使用是再好不過。這樣你就可以盡享兩種的優點了！

情緒釋放技巧到底是什麼？

情緒釋放技巧會使用到針灸的原理（不會用到針），同時也會提到未排解的情緒問題——藉此釋放掉它們。它是一種既簡單又有效的工具，其基礎為經絡系統。而經絡系統是身體的能量通道系統，是中國的醫師在數千年前發明的。

EFT則是在一九九〇年代初期，由畢業於史丹佛大學的工程師蓋瑞．克雷格所發明。沿著人體的經絡，針灸有一些常會使用到的特殊穴道，能夠用來移動能量或清除堵塞。如果體內有一處失衡，那麼經絡系統裡一定會出現一個對應的堵塞，而這個堵塞會帶來情緒及身體的症狀。用指尖去輕輕拍打能夠釋放掉這些堵塞，回復能量的平衡。

蓋瑞．克雷格宣稱：「所有負面情緒皆源於能量系統受到了干擾。」⓫這句話一開始或許很難理解，因為我們學到了很多關於回憶與心理創傷會導致這些情緒發生的知識。然而，他真正要說的是，其實**問題不在於回憶或心理創傷本身，而在於能量系統如何去應對那些經歷，最終才會導致情緒堵塞**。這就是為什麼兩個人可以在面臨了同樣經歷——舉例來說，在露營的時候看到一頭熊——以後，其中一個人或許覺得沒什麼，另一個人則留下了陰影。有些人在面臨這種經歷時，體內的能量流比較容易受到干擾或失衡。透過回復體內的能量系統與回憶及經驗之間的關係的同時，我們其實是在重新調整自己與壓力之間的關係。

這是我所知道的運作方式。想像你養了一頭叫作魯福斯的狗。每次只要郵差上門，牠就會抓狂。每一天，你都會用最平靜的聲音告訴魯福斯牠沒事，牠很安全，郵差先生不會做出什麼事。但很有可能魯福斯只會盯著你看，彷彿你不知道自己在說些什麼，然後繼續因恐懼而吠叫。可是，如果你在牠看著這個可怕又邪惡的郵差的同時，在牠身旁蹲下去並輕撫牠、安撫牠，你就會發送出強烈的訊號到牠的體內，讓牠知道自己在面對這個心理創傷（郵差先生跟他那邪惡的郵差包）時安全無虞。

你將改變魯福斯對這個心理創傷的感受，也讓牠不會再因為這個通常會讓牠倍感壓力的東西的出現，而覺得不安。你將徹底改變魯福斯看見郵差時，體內所經歷的行為模式。牠的身體系統將重新調整，讓牠不會再因為郵差先生的出現而害怕又失衡。

我們基本上也是要對你做同樣的事。你體內的能量體會因為某些造成壓力的東西而失衡，我們將改變這件事。

現在，我要花點時間來請你們做一件事：每次要著手未處理的經驗時，記得要善用你的直覺。對於那些非常敏感或容易激起情緒的記憶，我鼓勵你去找受過這門技巧訓練的專家一同進行。在我的自癒旅程中，我靠自己清除掉了所有的負面經歷，只除了一個。

當現場有另一個人可以扶助我們，一個通曉多種清除負面能量技巧的專家可以確保我們的療癒經驗是正面可期的時候，我們的身體通常會比較安心。當然，我不是想要你害怕自己著手去清理能量，但請謹慎判斷局勢。如果自己在處理重度的心理創傷時，你的心靈告訴你需要找專家來幫忙，記得千萬別堅持一定要單靠自己一人去面對。

就我所知，ＥＦＴ是最多樣化的技巧。如果你愛上這種技巧，你將發現幾乎在做各種能量清理時，它都派得上用場。它隨處可用，可以調整來符合自己的需求，也隨時都是你的得力助手。

拍打點

縱使你已經很熟悉情緒釋放技巧了，也請你跟著我的腳步走。相較於許多使用者，我的作法會有點不同，所以你或許能從中學到點新花樣或找到些樂趣。這個技巧有無窮盡的可能性，因此，雖然我會在這個章節裡告訴你許多基本作法以及額外的訣竅跟祕訣，它仍然有很多東西能讓你繼續去學習、探索。

關於使用ＥＦＴ，你需要知道的第一件事，就是你將會拍打自己的臉蛋跟身體。現在還用不著去做什麼；在我們準備好以後，我會讓你明白該拍打哪些地方。

只要知道，雖然你會盡可能地去瞄準那些我形容的地方，但就算有輕微的偏差，也無傷大雅。拍打會產生一種振盪的敲擊效果，能夠穿透相連的能量通道，進而起清除的功效。就連孩子都能學會這種技巧，因此我保證它非常簡單易學！只要一步接著一步來就好。

(1) **手刀點**：手掌外側，大致位於小指底部與手腕之間的中間點。如果你會武術，這就是你用來砍破木板的地方。

(2) **頭頂**：在頭頂的正中央。

(3) **眉毛**：眉毛的內側，靠近眉心處。

(4) **眼睛外側**：眼睛外側的骨頭處。就在太陽穴與眼睛之間。

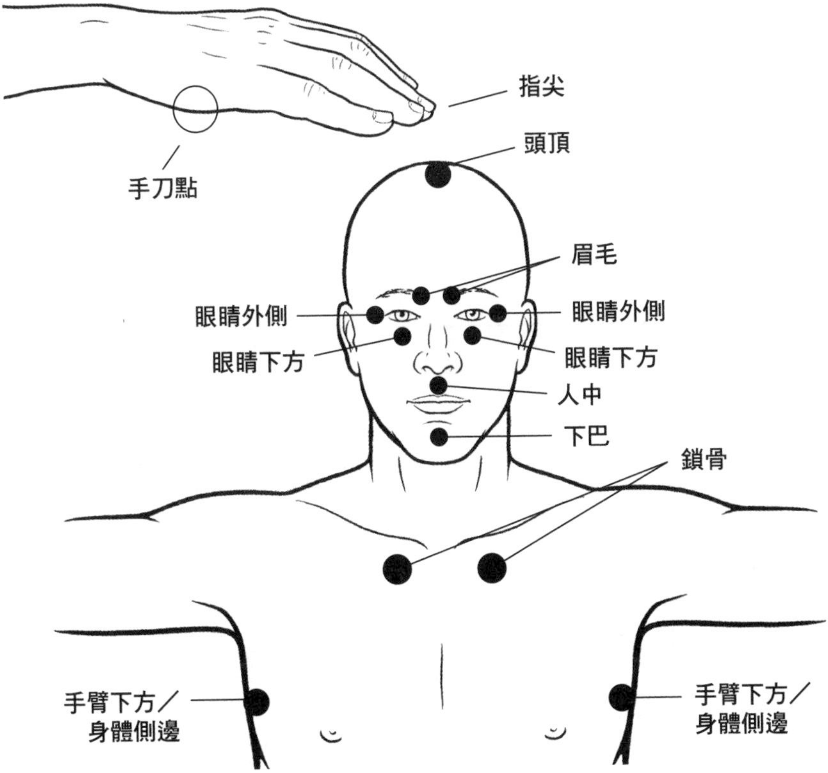
指尖
頭頂
手刀點
眉毛
眼睛外側
眼睛外側
眼睛下方
眼睛下方
人中
下巴
鎖骨
手臂下方／
身體側邊
手臂下方／
身體側邊

EFT 拍打點

(5)**眼睛下方：**顴骨頂端，眼睛下方。

(6)**人中：**就是留鬍子的地方。

(7)**下巴：**下巴凹陷處，在下嘴唇跟下巴尖的中間。

(8)**鎖骨：**找到男人領帶打結的地方，然後往兩旁約兩公分半，位於鎖骨下方。

(9)**手臂下方／身體側邊：**胸罩的鬆緊帶所在處，在身體兩側，下腋往下約十公分左右。

(10)**指尖：**拍打每根手指指甲下方的右側，也就是指甲根部的地方。只要瞄準右側下方即可，不用百分之百準確。

手掌上方——在ＥＦＴ裡面，這裡常被稱為廣效點。位置約在手掌上方介於小指跟無名指之間的地方。由於它座落在三焦經的經絡上，因此經常被ＥＦＴ技巧用來舒緩恐慌及恐懼。之後要拍打這裡時，我會給你明確的指示。現在，你只需要知道它的所在位置就可以了。

針對那些位於身體兩側的拍打點，你可以

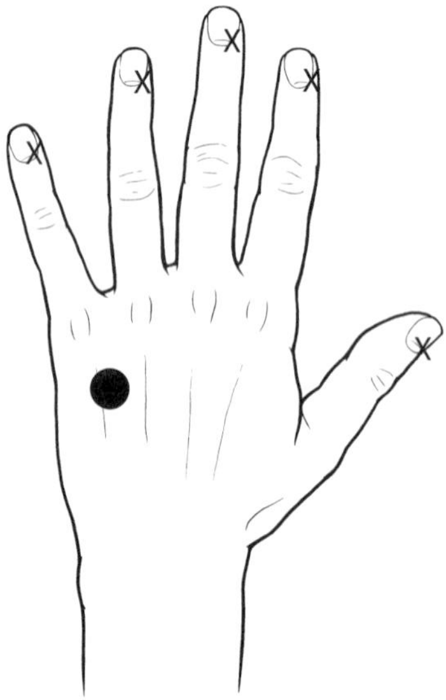

手掌上方（廣效點）及指尖

只拍打一邊，也可以同時拍打兩邊。我很懶，所以都只拍打一邊。效果相同，所以只要自己開心，怎麼做都可以。

用中等力道針對每個拍打點拍打五到七次（大概就好；請不要數）。感受看看。不會出什麼亂子，所以放鬆心情，順便藉此來練習不完美主義。只要確保自己用的是指尖而非指甲就好。如果拍打點會痛，通常表示相連的經絡有堵塞，需要清理，所以輕輕拍打就好。

市面上有各種情緒釋放的簡易版，其中有一些為了節省時間，就略過了幾個拍打點。我通常都會使用到所有的拍打點，因為每一個拍打點都會對應一個不同的能量通道及不同的器官、腺體、肌肉等等。我們想要確保自己能夠處理到每一種負面情緒，而且清除掉所有跟這些情緒有關的能量失衡或堵塞。為了省個十秒鐘而去做簡易版實在沒必要。

藉由拍打來清除掉未處理經驗

現在的你已經知道所有的拍打點了，因此我們要進入下一步了。只要記住，我們使用這個技巧的終極目標是要（a）喚出膠囊裡的那些討人厭的東西——影像、聲音、感受、顏色、人物及其他細節——然後（b）藉由拍打來平息它，或將它從能量系統中清除。就這樣。用跟朋友說話的方式去講述自己的經歷，然後拍打。我通常會大聲把這些話說出口，但如果你做不到，或不習慣這麼做，可以在腦中想就好。我想我們應該都很擅長這麼做吧！

我們希望能把那些負面經驗清除得乾淨溜溜，因此在使用情緒釋放技巧時，回想的細節要盡可能清晰，這麼做才能達到我們追求的目標。如果你之前沒辦法找出需要清理的特定經驗，別著急。我先來告訴你，怎麼來進行大清掃。

我們將要透過幾個簡單的步驟來做這件事：

1. **評量經驗的強弱。**
2. **造出你的預備句。**
3. **在拍打手刀點時，使用你的預備句。**
4. **拍打剩下的拍打點。**
5. **檢查自己的狀況，重複操作。**
6. **檢查成效。**
7. **圓滿成功。**

步驟一：評量經驗的強弱

我們先從幫自己的回憶或經驗取個標題開始吧！這能讓你輕鬆地提到它。標題或許可能類似「我被炒魷魚的那天」或「當強尼告訴我，沒有人有辦法愛我的那時」。閉上雙眼，專注想著那段記憶。讓情緒浮上表面（別擔心，我們很快就會清除掉這些不舒服的感覺及這個未處理經驗）。幫它評個分，分數從零到十，依據的標準是你此刻的感受強弱，十是最強烈。如果你能夠「感受」到這個情緒位於體內何處，就一起把它紀錄下來。

不是每個人都有辦法感受到體內的情緒，所以如果你沒有任何感覺，只能憑推論或猜測這個經驗的強弱，那也很好。如果你在處理的是前世經驗或世代經驗，你或許會覺得沒什麼感覺或情緒。

現階段的情況好壞並不重要；能知道自己的出發點在哪總是好的，這樣在清理情緒的時候，就可以衡量自己的進度如何。

步驟二：造出你的預備句

我們總是會用一種我們稱為預備句的東西作為開始。這種句子分為兩段，只要在空格裡面填進自己的經驗，就可以讓它成為你自己的句子了。

雖然＿＿＿＿＿＿＿（陳述經驗），我＿＿＿＿＿＿＿（放進一個正面想法）。

透過這樣的陳述，我們承認了眼前問題的存在，可是同時也發送出一個訊息：我們可以釋放它，繼續前進，獲得治癒。

預備句的第一段：雖然＿＿＿＿＿＿＿，（陳述經驗），……

盡可能地以文字描繪細節，好「召喚」出系統中的經驗能量，將它清除。你要承認它的存在，進一步去處理它，讓它在你的系統中流動，走它原本該走的路。預備句可以類似這樣：

雖然在五歲的時候，媽媽跳完舞以後忘記來接我，使我的心裡猶如下了一場大雨，……

如果你不記得該經驗的細節，但透過肌肉測試找出了發生時的年齡或任何相關的人、事、物，可以用類似這樣的陳述句：

雖然二十歲的時候我跟媽之間發生了一些事，而我已經忘記了，我准許潛意識清除它。

如果是前世或世代能量，你可以這麼說：

雖然我有關於＿＿＿＿＿＿＿（如果知道細節就放進去）的前世（或世代）記憶，我願意釋放它。

訣竅：試著將實際的症狀及情緒性的感受放進這個句子裡。想著要用這個預備句來告訴身體你想要清除掉的問題。

預備句的第二段：……，我＿＿＿＿＿＿＿（放進一個正面想法）。

在這裡，你要放進任何正面的陳述來平衡這個預備句。事實上你是在告訴自己，雖然發生了一件不好的事（第一段），但沒有關係（第二段）。

以下是一些你可以使用的正面想法：

- 我完完全全地愛自己也接納自己（這是EFT裡面最常用的陳述，但我喜歡用其他的句子，因為這句不總是能與其他句子流暢地接在一起）。
- 我現在可以放鬆心情了。
- 我沒問題了。
- 我選擇釋放掉它。
- 我准許潛意識現在釋放掉它。

預備句的兩段都準備好以後，就可以進入下一個步驟了。

步驟三：在拍打手刀點時，使用你的預備句

要開始做EFT療程時，你要把組構好的預備句完整地接連說三次，同時持續拍打手刀點。利用其中一手的三到四根指頭去拍打另一手的手刀點。

你可以把同樣的句子一模一樣說三遍，也可以稍微更改文字。只要口裡說的跟心裡想的一致，就會有效果。

在拍打的時候，我通常會閉上雙眼，好將注意力都放在體內湧現的能量上，而不是被身旁的環境分心。我會試著把注意力放在老舊的經驗或記憶上，幫助清除湧現的能量。不過，如果打開眼睛不會讓你分神，睜開眼睛也無妨。

現在，我們先將眼睛閉上試試吧。把預備句重複說三次。以下是範例：

雖然在五歲的時候，媽媽跳完舞以後忘記來接我，使我的心裡猶如下了一場大雨，現在我選擇放鬆自己的心神。

現在，你已經準備好要處理剩下的拍打點了。

步驟四：拍打剩下的拍打點

接著，你只要邊拍打先前學到的那些剩下的拍打點，同時訴說當時發生了些什麼事，把你的經驗發洩出來就可以了。這邊的發洩，指的是你要假裝在跟朋友說話，然後放膽地講！在拍打的同時，把任何困擾你的事情統統說出口，試著融合情緒跟身體的感受——也就是說，講述你情緒上的感受，以及那個經驗讓你的身體有什麼感受。描述的時候最好照著時間順序，這樣你就可以注意經歷的哪個部分特別「印象深刻」。在拍打跟發洩時，注意看看該經驗的哪些地方最讓你不舒服。以下是範例。

在一個遭人霸凌的經驗中，哪個部分你印象最深？或許是霸凌者身上穿的衣物、當另一個孩子嘲笑你時，他臉上的神情，還有霸凌行為彷彿永遠不會止息的感覺。一邊口述或回憶這個部分一邊拍打，把注意力放在經歷的其他片段上。唯有在描繪出該經歷的所有面向以後，你才有辦法去處理，並讓這個經驗帶來的感受徹底平息下來。

很重要的是，要記住你承認這個經驗的存在，是為了要平息或釋放掉它。把這些東西說出口，不會讓你把這個經驗更嵌進身體的系統裡，也不會讓你更深信某種已經讓你的能量失衡的東西。事實上，拍打的功用正好相反；拍打會幫你釋放掉它。即便我要你拍打一整天，同時嘴巴還要說「我超怕貓咪」，這件事也不會成為事實。而如果這件事是事實，拍打能幫忙清理掉它！

拍打時，一定要記得回想相關細節，縱使那個經驗會帶給你痛苦，但你正在清除它。千萬不要光坐著想卻不拍打（即便沒有意識到，你平常八成都在做這件事）。清除的第一階段，也就是使用胸腺測試及拍打時，你已經清除掉了至少一部分經驗，這應該能讓你在回想時，比較不那麼痛苦了。

這次的拍打或許可以提到一些下列的東西：

- **該經驗的明確細節：顏色、聲音、氣味、天氣、臉部表情、某一句聽起來很不舒服的話……諸如此類。**
- **難以描繪的概念或感覺：覺得自己遭到了利用、無法相信自己或別人、有人在說謊、遭到羞辱、朋友棄你不顧……諸如此類。**

喚醒這些令人厭惡的能量，是為了要讓它能夠離開。暫時將注意力放在它身上或許不大舒服，但這真的是能夠將它深度清除的唯一方法。記住，它待在你的身體系統裡已經很久了，一直都讓你很不舒服，因此最好一勞永逸，把它處理掉。

你不需要使用完整的句子，可以使用幾個字、一個詞，或只有你聽得懂的描述方式。目標是每個拍打點都拍打五到七次；或者針對每個拍打點都用不同的幾個字、一句話或一個想法。只要說出對你來說貨真價實又至關重要的話語就好。這比什麼都要緊。以下提供一個拍打剩下的拍打點的範例，不過記住，要用你自己的話語跟感受。

頭頂：沒想到媽媽竟然會忘掉我。

眉毛：還記得，當時只有我一個人還在等，我好冷。

眼睛外側：我看到那輛紅色的廂型車停了下來，以為是她，但卻不是。

眼睛下方：我的朋友艾咪笑我，說我媽每次都把我忘掉。

人中：想到當時有多害怕，我胸口就會悶悶的。

下巴：布朗太太看到了我，卻完全沒打算幫我。我記得她那件醜陋的毛衣。

鎖骨：我緊張到腸胃翻滾。

手臂下方／身體側邊：啊啊啊啊啊啊（用聲音來取代文字也很不錯）！

指尖：真希望我能換一個媽媽！

手掌上方：來到這裡的時候，你要繼續拍打。在將注意力放到不快樂回憶之上的同時，你要動動眼睛，這種看起來有點傻的動作能幫助刺激左腦及右腦。經實驗證實，這種動作大有助益，能幫助釋放及處理老舊感受及心理創傷。繼續拍打，同時做如下的動作：

閉上雙眼，打開雙眼，眼睛往下看以後往右看（頭不要動），眼睛往下看以後往左看（頭不要動），眼睛轉一個大圓圈，然後再轉往另一個方向，哼唱幾秒鐘的歌（任何歌都行！），大聲快速數到五（一、二、三、四、五），然後再哼個幾秒鐘的歌。

注意：我不是每次拍打時，都會做這個動作。只有直覺要我做，我才會做。

現在，再一次重複拍打動作，從開始到結束。大聲訴說你的經歷，心裡想到什麼就發洩出來。

注意：如果你不記得經歷的細節，在拍打剩下的拍打點時，你可以用下面的句子，效果也很棒：

我的潛意識完全知道是怎麼一回事。

這件事發生在______________的時候。

那個經歷的所有細節。

所有的氣味、畫面跟聲音。

潛意識裡所觸動的一切。

我知道這件事情跟＿＿＿＿有關。

我的身體記得那些細節。

或許這件事情跟＿＿＿＿有關。

我們現在做的，一樣是在訴說或猜測該經歷的細節。透過描述一些想法及觸發點，讓事件發生時，在幕後工作的潛意識能找出那些細節，隨之清除掉它們。

如果這是一個前世或世代經驗，就使用任何你有的相關細節，例如這個經驗關於誰等等。你也可以把這個前世經驗或世代經驗這些詞填進空格裡。

現在，你已經準備好要在下個步驟裡衡量自己的進度了。

步驟五：檢查自己的狀況，重複操作

休息一下，張開雙眼，深呼吸一到兩次，檢查一下自己的狀況。給那個能量一些時間去處理跟移動。

現在閉上雙眼，把思緒回到該經驗上。再一次評量你的經驗，分數一到十，十分是最強。注意看看身體或情緒感受的強度是否有下降。有改善嗎？沒有也不用放心上。只有少數人會一次見效，多數不會。我是自己最差的個案，每次療程都需要好多次，後續有時候甚至還得花上許多時間去處理經驗，去感受能量系統的轉變。

要是沒有比較好，你就把整個流程再從頭做一次，看是要用原本的字句或是用不同的字句都行，聽起來符合自己的真實感覺就好。

如果在初次治療後，覺得經歷帶來的感受的強度增加了也沒關係。事實上，任何改變都是非常好的徵兆，表示失衡的能量正在移動及轉變。在拍打的時候，常會有人覺得情緒大受影響，或症狀變嚴重。再次重申，會發生這種事情，只是因為我們把情緒拉上表層，或去翻攪了那些能量，這都是釋放程序的一部分。它們本來或許深藏心底，如今來到身體的表層等著被我們清除掉。太棒了！這正是我們朝思暮想的。

有開始覺得比較平靜，甚至覺得情況有好一些了嗎？有時候，在清理的過程中，如果能量有被釋放掉，或是身體的失衡狀態有改善，會以下列的方式顯現：感覺該經驗帶來的「情緒波動」減輕了、覺得心裡更平靜了、覺得情緒更正面了、忽然從一種嶄新的角度去看待事物，或者在回想起該經驗的時候，覺得情緒比較不容易被牽動了。

現在，再重複做從頭到指尖的拍打及發洩幾次吧！深呼吸個幾次，再次把注意力放在那個問題上。評量它的強度，來決定是否要繼續下去。盡可能地去清理那個經驗，這樣它才不會再影響到你。這需要一些堅持，跟持續性地拍打，所以別放棄。

步驟六：檢查成效

檢查成效很重要。你要實實在在地測試自己，以確保該經驗有被清除掉，而非只是迴避，等待它自己消失。腦中去回想之前讓你困擾的所有事情，試著激起內部的情緒反應。如果你覺得很平靜或很接近平靜了，可以用肌肉測試來確認看看是否已經清除。

想要檢查，只要用肌肉測試來問身體這個問題就可以了：「是不是這個＿＿＿＿＿（經驗的名稱）導致我體內有壓力？」

如果答案是「不對」，那就表示已清除乾淨。如果答案是「對」，只要繼續拍打，確保自己有處理到心中所有的細節、概念跟感受。就像我們先前提到的，有時身體會需要一些時間去消化掉療程。你可以先把這件事擱著，晚點再確認一次。如果後續還有需要處理的部分，或許先休息一下再衡量進度會容易些。

一切都取決於你自己。你不會弄錯的。

步驟七：圓滿成功

如果確定已經完整清除掉自己的經驗，或是你需要再拍打一次，然後就暫時要休息了，那做個正面拍打來收尾很不錯。不過除非這次的療程已經告一段落，否則就不要做正面拍打。就算你成天邊拍打邊說些正面的事情，也不會清理掉能量系統裡的任何負面能量。要清理負面能量，你就得照我形容的方式去做才行。

要幫療程做圓滿收尾，只需要再做最後一次拍打，同時將注意力放在一些正面或療癒的詞句上就好。以下是一些可能的範例：

頭頂：我很好。
眉毛：我可以度過這一關。
眼睛外側：我想讓自己舒服一點。
眼睛下方：我現在覺得比較平靜了。
人中：我超棒！
下巴：我很好。
鎖骨：我很好。
手臂下方／身體側邊：我很好。
指尖：我很好。
手掌上方：我很好。

這樣就行了！

要把未處理經驗清除掉需要多久呢？

你得要持續拍打，直到感覺到完全釋放為止。我總是會開玩笑，雖然強度的指數是零到十，但只要把目標都放在每次都減少一，循序漸進就沒問題了！

許多人都會犯下同樣的錯，拍打個兩分鐘就說：「拍打沒效。」雖然只要一旦你學會並有效地去善用拍打，就會覺得好像奇蹟降臨了一樣，但是這通常不是區區幾分鐘就能達到的境界。

蓋瑞．克雷格說，在使用ＥＦＴ時，最重要的三個原則是堅持，堅持，再堅持！你只要持續拍打，盡可能多做幾次療程就可以了。

等到經驗的能量確確實實從你的系統中清除掉以後，你很有可能就會覺得過往變得遙遠了或黯淡了。你會感覺那很像發生在別人身上的事，或不過就是「一樁陳年舊事」，不會像之前那樣帶有強烈的情緒波動。不過如果想確保有清除乾淨，採取步驟六跟肌肉測試會是個好辦法。

EFT訣竅

情緒釋放技巧真的是個超棒的技巧，而且容易運用。在練習使用的時候，可以注意下列幾個重點：

- 記住，在使用ＥＦＴ時，大聲講話並非必要。通常這會有幫助，但你也可以選擇只在腦海裡輕聲細語。
- 如果拍打因為任何原因讓你不舒服，或拍打點會痛，就用另一種技巧，叫作「碰觸及呼吸」。意思就是說，每來到一個拍打點，你就碰碰那個地方，深呼吸，然後再去到下一個點。
- 記住，為了要清除情緒能量，你一定要將它引導出來。在過程中，不要因為覺得不舒服，而分散了注意力。
- 除非整個療程都做完了，否則不要直接跳到正面拍打。只有準備好要將療程告一段落時，才使用正面拍打，讓自己能夠用正面的方式，將療程完滿告結。
- 如果你覺得老舊的能量沒有從系統中清理出去，不管你面對的考驗為何，問自己這個問題：「我現在的考驗是否跟更早期的經驗有關？」如果是，很有可能早年那個經驗的能量必須先清除掉，你現在著手處理的考驗才會有所進展。只要對更早的那段經歷使用ＥＦＴ就可以了。要這麼做之前，你得先造出並使用預備句，然後邊傾訴那個經驗的相關細節，邊拍打剩下的拍打點。

我鼓勵你持續練習，讓自己的清理能力能更上層樓。

EFT的其他使用方法

現在，你已經知道如何使用EFT來清除掉未處理的經驗了。不過呢，拍打其實可以使用在任何情況上喔！我幾乎每天都會因為一兩件事而使用拍打。無論是身體、心理的症狀，乃至於想要釋放掉此刻的恐慌感或強烈情緒等等，都可以使用拍打去改善。

雖然情緒釋放技巧是非常有效，但個案們經常會因為拍打的時候「不知道該說什麼」而卡住，因此受到挫折，不願再使用。其實，要使用什麼樣的字句根本沒大家想的那麼重要——想要有效清除情緒能量，關鍵點是在於讓感受或情緒浮上表層——不過有些人還是因此而難以取得進展。以下提供一些其他可以試試看的做法。

善用「此刻」

或許，你常會發現此刻的自己因某事而害怕或不適，卻沒有時間或能力來做一個完整的清理療程。針對這些較短的時間，一種情緒釋放技巧的簡易版本可說非常受用。既然有一點時間，就不要不舒服的坐著發呆，又沒辦法清理能量。

怎麼做：這個簡單的程序，包括了造出並使用預備句來將你此刻的感受用嘴巴說出，然後在把感受說出口的同時做拍打。持續拍打手刀點，同時把預備句說三次。做完以後，只要拍打剩下的拍打點，並將感受發洩出來就好。只要你認同自己說的話，那麼你做的就是對的。記住，如果身體跟心理感到不適要說出口。如果你所處的地方有他人在場，讓你沒辦法拍打所有的拍打點，那就只要簡單的將手放在不顯眼的位置，只要拍打指尖點就好。

利用以前留下來的物品

有時候我們很難去處理過往那些帶來心理創傷的事件，因為那件事情很可怕、你不想憶起相關細節，或者就算是為了要清理掉它們，你也不想記起那些感受。

怎麼做：使用你能夠想到的其他方式，引導出與你想清除的經歷有關的感受。作法可能包括拍打的時候，大聲閱讀以前的日記、寫下你的經歷或感受，然後邊拍打邊重複閱讀、用口述的方式錄下你的經歷或感受，邊聽邊拍打，以及播放一首能夠激起當時情緒的老歌，讓你能在歌聲相伴下拍打。

請潛意識幫忙

就算我們沒有明確知道應該清理些什麼，請潛意識出來幫忙依舊是做深度清理的好方法。記住，潛意識什麼都知道。

怎麼做：大聲說出一段簡短的意向或禱詞，請求潛意識出手，幫助你去清理。類似下列的句子就可以了：

我相信並允許我的潛意識幫助我清除掉這個考驗。

謝謝你！

預備句則可能長這個樣：

雖然我不知道自己為什麼沒有辦法自癒，但我依舊允許潛意識釋放掉它。

至於剩下的拍打點，就把注意力放在你正在清理的問題上，試著善用自己感受到的情緒及任何手頭擁有的資訊。

在拍打剩下的拍打點時，你說的話可能類似以下：

「我不知道是什麼讓我焦慮。」、「或許是＿＿＿＿＿＿（填進任何揣測）。」、「我的潛意識知道。」、「我就是想不到。」

利用暗示

只要持續拍打並大聲說話，就能讓你的潛意識幫忙找出任何需要你清除掉的東西。

一如你學到的，病症可能是來自身體的暗示或線索。它們是身體的語言。利用我傳授給你的知識當作導航，加上自己的直覺，你就可以把這些東西套用到拍打上。

怎麼做：將任何在閱讀第六章的時候得知、可能派得上用場的暗示或線索，放進你的預備句中，同時進行拍打。

我準備了幾個範例，來讓你看預備句大概會長什麼樣：

雖然我沒辦法消化掉曾經發生在我身上的＿＿＿＿，……

雖然我很氣自己因為＿＿＿＿所帶來的哀傷，而覺得快要窒息，……

雖然媽捅了我一刀，……

記住，你越從各種角度練習使用EFT，就會用得越順手。只要你覺得有效，怎麼用都對，不會有錯的。

在下一個章節裡，我們將學習如何釋放掉有害的信念，這些有害信念通常來自我們剛剛才著手過的未處理經驗。

避免未來再出現未處理經驗

你已經知道了很多跟未處理經驗有關的事情，以及它們會如何堵在你的體內，現在就讓我們聊聊未來怎麼避免它們再出現吧。

首先也是最重要的，要去明確意識自己的感覺。坦蕩蕩地允許自己去感受自己的感受，承認自己的情緒。千萬不要受到誘惑而告訴自己：「這又沒什麼！」即便你希望事實是如此也一樣。

承認自己的感受並接受它，就算不合邏輯或你不喜歡也一樣。在安．拉莫特寫的《關於寫作：一隻鳥接著一隻鳥》一書中，她跟讀者分享了治療師給她的建議：「她說，放膽去感受自己的感受吧。我照著做了。感覺真爛。」這個句子寫得好棒，因為感受不總是令人舒服的；但如果我們可以允許這些感受出現並接納它們，那麼極有可能這些爛透了的情緒只會暫時存在，不會永遠待在你心裡。

一如我們剛剛討論過的，你也可以在感受到壓力的時候使用ＥＦＴ。這麼做能夠幫助你的身體立刻冷靜下來，而非沉溺其中，或持續處於對抗、逃避或僵住不動模式之中。

而除了ＥＦＴ以外，其他能夠幫助身體釋放情緒能量的方法有：按摩、冥想、熱水澡（搭配精油效果更好）、跳舞、深呼吸，以及運動。

Chapter 8

釋放有害的信念

科學教導我們眼見為憑，但我們一定也要先相信，
才能看見。

——伯尼·西格爾（Bernie S. Siegel），
《愛·醫藥·奇蹟》（*Love, Medicine & Miracles*）

我發現，有害信念是多數個案身上的大麻煩。連我自己都不例外，多數個案都有許多不自癒的理由。這是因為從某個角度來說，我們遇到的考驗很可能對我們有益，或者我們心靈深處相信它有益。我知道聽起來有點荒謬，但等到讀完這個章節，你就會清楚了。

在這個章節裡，你首先會去熟悉有害信念是什麼，以及它們可能透過何種方式，出現在你的人生之中。在本章結束之前，我會教你兩種技巧，這兩種技巧能夠幫你清除掉那些阻止你自癒的信念：

- **情緒清掃**
- **脈輪拍打**

雖然要找出這些信念可能很痛苦，但如果你在過程中加入一點幽默感跟好奇心，其實就會變得還滿有趣的。我現在認為自己是個有害信念的偵探，而很快地，你也將辦得到。

信念如何妨礙自癒

你是否每當想讓自己覺得好過些，心裡卻反而會感到更不適呢？你是否嘗試過各種方法，卻覺得這些方法全都幫不上忙呢？你是否病況雖開始好轉，但情緒卻突然開始變得很差，或是症狀忽然加劇呢？

你是否容易陷入自我破壞的想法之中，甚至發現縱使知道自己應該抱持正面思維，卻仍無法擺脫負面思緒呢？

如果你的情況符合上面敘述，那麼我幾乎就敢斷言：不管你面臨的是怎麼樣的考驗，你都在妨礙自己去克服這個考驗。我知道這句話聽起來或許很難以置信，但請繼續讀下去，我保證你將會認知到它的可能性，也會發現此言絕對不假。

潛意識裡的思維或許不單讓各種治療方法失去其療效，也妨礙了你的自癒能力。會發生這種事情的原因之一，在於一定程度上，你的體內對「治療」一事產生了內在衝突。這種內在衝突之所以會發生，是因為一部分的我們希望情況能有所改變，但另一部分的我們（通常是潛意識）則不希望面臨改變，認為改變不是好事。

簡單來說，這種思維會讓你完成不了自己的目標，讓你的努力全成了白費功夫。雖然意識盡全力想要讓你趕快好起來，潛意識卻認為，它有理由能夠證明讓你康復或擺脫困境絕對不是件好事。一部分的你或許會覺得考驗或疾病有其優點或益處，因此從某個角度來講，維持現狀比讓情況好轉來得更為有利。這意味著，你認為眼前的考驗確有其好處存在。

我在踏上自癒的旅程時所做過的最重要的事情，莫過於找出那些對自己有害的信念。在跟個案對談或幫患者治療時，我也一次又一次地證明了這件事情的必要性。就像你取消訂閱那些讓你不舒服、帶給你壓力，或是內容包含了你不想與之有任何牽扯的觀點的電子郵件一樣，你也可以取消訂閱自己的信念。

在找出了那些對自己有害的信念以後，請記得不要因此而批評自己，這點非常重要。我們會從周遭的世界發現其中的意義，而這些解讀跟認知會儲存進潛意識中，並通常在無意識的情況下，成為我們賴以維生的信念或法則。可是在我們帶著這些信念邁入成熟階段以後，問題就隨之產生了。

許多阻礙你自癒的信念看起來很不合理（至少一開始接觸時是如此）。事實上，有些信念或許還會讓你覺得很不可思議。不過其實知道這些信念的存在是好事。就像我自己的經驗一樣，你會發掘出一些自己從未想到的、會帶來阻礙的信念。這會讓你有機會去處理那些你從不知其存在的想法，從而找到新方向，獲得你未曾得到過的成果。其中的大原則，在於慢慢釋放掉潛意識裡的那些讓你的身、心、靈無法自癒的理由。過程中，我們或許會發現許多既有的信念，但沒有關係，我們會一個接著一個克服。

如果我們一直過著一種違逆己心的生活，那麼疾病或是情感上的煎熬便會經常隨之產生。舉例來說，包括處於一段我們自知並不健全的情感關係中，使得「我們的內在之光因而黯淡」，或者為了與他人共處而削弱自身的個性，抑或從事一份我們覺得不道德，或與真實的自我本性有衝突的工作。很多時候，我們會過著這樣的生活，就是因為有害的信念主導了我們的人生方向。

最初，我們透過童年早期的經驗，來獲得關於生命與自身的想法或信念。信念並非事實。信念乃是一種歸納，純粹建基於過往、經驗、他人對我們的觀點，以及我們從自身體驗中所獲得的含義。不幸的是，我們沒辦法有意識地決定要服膺哪些信念。也就是說，許多狗皮倒灶的事情就這麼卡在了我們的大腦之中。

讓我來告訴你這套機制是如何運作的吧！

假定你現在只有四歲。你在幼稚園裡完成了一幅得意之作，興奮地把畫作拿回家給媽媽看。此時，忙碌的媽媽正在忙著要把手頭的事情處理完，同時還在照顧襁褓中的妹妹。她對你笑了笑，打斷了你在說的話，並要你把作品拿去其他的地方放，準備來吃晚餐。類似的情況在同一個星期內發生了很多次，因為爸爸去出差了，而媽媽為要操持所有家務，忙得不可開交。你或許會覺得受到了冷落，因而意識到不是母親很忙，而是你毫無藝術天分。於是，在成長過程中，你就會開始尋找相關的證據。潛意識因此就把你歸納出來的結論，當作新的規則儲存於大腦之中：我毫無藝術天分。結果你這輩子都帶有這樣的認知，依據這個信念去引導自己的行為。由於你的解讀，這個經驗或許會封印起你的創造力、讓你羞於表達自己等等。

某部分來說，自癒就是要讓你改掉或拋棄那些不會讓你得到快樂的東西。年輕的你有看待世事的一套方法，但現在你已經長大了。除非你要讓四歲的你主導人生（我的老天啊！），不然最好現在就要升級一下你的心理檔案。

潛意識既不批評也不批判；既不分析也不訴求邏輯，只會蒐集資料，然後依據制約、流程、指示及所獲得的訊息，做出反應。年輕時數以千計對經驗的解讀後來成了信念，然後成為掌管人生的規則。潛意識使用這些規則來引導我們的行為。每當我們憶起那些回憶、經驗跟往事的解讀，我們就會在神經傳導路徑裡面製造出新的細胞，來強化這些過往的信念與反應模式。這些信念是自癒力的最大阻礙之一。

好消息是，釋放掉這些信念，能幫助我們創造出嶄新又健康的反應模式。

有害信念的作用方式如下：

- **它們有如髒汙的鏡頭，而我們透過這些鏡頭來觀看人生與自身，看法因而有了偏差。**
- **這個鏡頭會讓我們的人生、思緒及行為模式受到限制。**
- **在相信了這些限制以後，我們就繼續活在這些框架之中，讓這些信念變得更加鞏固，從而創造出我們的現實。**
- **信念會導致我們進入自我破壞的模式。**

我舉個例子來說明這種現象——喬是我的新個案，這是他第一次接受能量治療。他跟人生摯愛結婚十年，但有過幾次焦慮跟嚴重的消化問題。他太太聽起來是個有趣的人，他形容她是「派對焦點」，無論走進什麼團體，通常都能奪走眾人的目光。因為他個性害羞，所以他非常欣賞她的這個優點。

然而，在跟喬說話以後，他承認自己之所以會這麼害羞，是因為年輕時參加學校舞會的一次經驗使然。每個人都有所屬的團體，沒有人來邀請喬加入他們的行列。整場舞會上，他都一個人在供餐桌附近晃來晃去、上洗手間，甚至不斷把鞋帶解開又繫上，好讓自己看起來很忙。

我從許許多多的個案身上聽過這個故事的多種版本，而我想多數人都能理解這種感受。在那之後，喬就變得不擅處於社交場合，也很怕被人排斥在外。他覺得是時候成為真實的自己，而非派對上的「廢物」了。

初次療程中，我們著手釋放掉學校舞會這個未處理經驗。這個經驗可能創造出了一種類似「派對上不會有人理我」的信念。我用肌肉測試檢查了幾個信念，也包含了上述的那一個，但我能想到的可能性都被他的身體否決了。因此後來，我們想出了幾個跟那場舞會無關的可能性。

腦力激盪過後，我們用肌肉測試檢查了一個我經常會看見的信念：「如果我成為了真實的自己，我的感情關係就會有危險。」沒錯，果然是它。他的身體回答「對」。因此，我們開始用肌肉測試來檢查他的感情關係，發現他的身體把這種恐懼連結到了他太太身上。

喬告訴我，事實上，他也有意識到這個信念的存在，所以即便不採用肌肉測試，我們或許遲早也會得出相同的結論。他沒有辦法跨出這一步，是因為在心靈的深處，他相信如果他成為了真實的自己，成為了一個外向的人，他那善於交際的太太就會因而覺得受到威脅。

他潛意識裡相信，兩人沒辦法同時都當那個「有趣的人」。他說，他從自己父母之間的關係就察覺到了這點。他媽媽負責「說話」，他爸爸負責安靜站在一旁。他爸爸想說話時，他媽媽就會當著眾人的面訓斥他。不管這件事情最後會不會在他自己的婚姻中成真，這樣的想法讓喬的身體倍感壓力，因此才會為了太太，而壓抑自己的個性。

想要清除那場跟舞會有關的未處理經驗，使用胸腺測試及拍打跟情緒釋放技巧會是個非常好的開始。接著，我們清理掉了他記憶中的另外兩個經驗，是關於他爸爸開口想要加入對話時，被他媽媽羞辱的事情。之所以會選擇這兩個，是因為其中一段是他最早也最強的記憶，另一個則是透過肌肉測試縮小範圍後得出的結果。然後，我們著手處理了「要是我做自己，我跟太太之間的關係會受到威脅」這個信念，使用的技巧你很快就會學到。這讓喬在社交場合裡覺得自在許多。

因為你已經知道，如何透過症狀與身體之間的關係，來解讀身體的語言（第六章）了，所以現在就讓我來跟你分享這個有趣的範例。

喬的消化問題跟這種心理狀況有密切的關係。雖然消化系統會受到各種壓力反應的巨大影響，喬的消化系統同時也身兼了保護機制，讓他得以避免去到任何可能需要先排隊，才能上洗手間的地方。

從某個角度來看，消化問題非常方便，因為能讓他避開去到那些會觸發他社交恐懼的地方。現在，你有注意到未處理經驗、有害信念及身體症狀之間的關聯有多密切了嗎？我們就像一道複雜的謎題，需要用愛，來找出解答。

潛意識會讓我們相信，與其維持身心的健康快樂，其實考驗、症狀、疾病或問題，有時反而能帶來益處。喬對社交場合的恐懼及消化的問題之所以會出現，其實是要保護他的婚姻。

信念在許多方面都會給我們帶來影響。在你透過觀察浮現腦海的經驗，從而開始意識到自己生命中的信念的同時，記得要維持開放的心態，並擁抱所有的可能性。在幫個案進行療程，並發現了一些他不知道自己擁有的信念時，我經常會聽見：「真的嗎?!是這樣嗎？」

信念的力量

我想要讓你知道，把時間花在處理信念上有多重要，就彷彿你的生命跟健康都與它息息相關一樣。而事實上也的確如此。

關於信念的力量，在我所聽過的事蹟裡面最有說服力的，就是被診斷出罹有食道癌的山姆．隆德的故事。⓬在一九七四年時，這種癌症被認定為無可救藥。在診斷結果出爐幾個星期後，山姆走了。解剖大體後發現，山姆體內的癌細胞非常少，至少量沒有多到足以讓他喪命。他體內有幾處有癌細胞，但食道內卻一點也沒有。他的主治大夫克里夫頓．米德表示：「我以為他得了癌症，而他覺得他得了癌症。他身旁的每一個人都認為他得了癌症……從某個角度來說，我是否讓他失去了活下來的希望？」

在二〇一四年時，《新英格蘭醫學期刊》發表了一份實驗報告，顯示假手術跟真手術具有同樣的治療效果。⓭這份研究的實驗對象為半月板撕裂而膝蓋疼痛無力的患者，他們都需要動膝蓋手術。進入手術室以後，負責研究的芬蘭外科醫師要不是謹慎細心地修復患者撕裂的軟骨組織，要不就是動一場十分逼真的假手術。患者身上會有手術的開口，後續也會縫合，但除此之外其實什麼也沒做。為了避免被麻醉的患者能夠聽見或仍保有思考能力，醫生跟護士之間會互相遞手術工具，發出如預期般會在手術室裡聽到的聲響，並且施行假手術的時間也跟施行一般手術的時間一樣長。接受真手術跟假手術的患者的病況都有獲得改善。

在布魯斯．立普頓所寫的《信念的力量：新生物學給我們的啟示》（*The Biology of Belief*）一書中，他提到了一個能夠展現信念的絕對力量的故事。室內設計師雅妮絲．向菲爾德參加了一場臨床實驗，要測試抗憂鬱藥物的效力。⓮那些藥物緩解了她三十年來的憂鬱，腦部掃描證實她大腦前額葉皮質的功能大幅改善。直到試驗結束後，雅妮絲才知道自己服用的並非有效藥物，而是安慰劑。她的症狀之所以能夠改善，乃是因為她相信那些藥物有療效。

如今，有數不清的研究發現指出，**我們的信念塑造出了我們的現實**。立普頓博士的開創性研究，或許是最令人歎為觀止的案例之一，證實你的心智會依據潛意識的信念，來改變身體的生理狀況。體內的化學系統，會依照大腦的主導區塊的指示行動。知道為什麼信念對你的健康狀況來說很重要了吧？

想要獲得自由，你獲得的最新工具，就是清除掉有害信念，好讓你能夠徹底地身心整合，擁有自癒力。現在，你準備好要開始了嗎？

找出信念背後的成因

我們會在這個章節的最後，學習到如何清除掉有害信念，但首先，我們得先找出信念背後的成因。

在尋找出阻礙你擁有自癒力的信念過程中，我建議你準備一本筆記本，用來讓你記錄「真不敢相信我腦子裡居然有這種東西」。想到的時候就把相關資料記錄下來，能幫助你開始浮現各種想法，也能夠讓你後續在做清理時，能有一份處理清單。

阻礙你擁有自癒力的信念，也就是為什麼潛意識沒有讓身體進入自癒模式，通常都根基於幾個主要的想法：

安全感（自癒不安全）：如果有一部分的我們沒有打從心底相信自癒是安全的，它所造成的阻礙將大如巨石。我經常會看見這種阻礙。我知道這聽起來似乎很不符合邏輯，因為疾病或情緒難題通常會讓我們覺得十分不安。然而，我們一定也有方法去認定它能夠保護我們的安全。這種類型的問題通常能讓我們避免進入那個充滿惡意的大世界，躲在安全區域中、幫助我們拒絕掉那些自己如果健康時或許不會拒絕的東西等等。

意願（我不想自癒）：這部分包含我們不想去做那些能夠讓我們自癒的事情、覺得做那些事很累人、很花錢，或者其他情況。在自癒的過程中，這個阻礙主要源於自癒時要做的那些「工作」。這個信念並非源自懶惰，通常是因為跟自己的考驗對抗了很久很久，耗掉了自己的活力。

資格（我沒有資格自癒）：這個阻礙是關於認定自己沒有資格自癒或快樂，認為自己不值得擁有這些。會有這種想法通常主要來自覺得自己不夠好。

準備（我還沒做好自癒的準備）：會覺得還沒準備好要自癒，是因為我們覺得世事變化得太快，或是在我們準備好要回復正常生活之前，還有很多事情得先做。

能力（我沒有自癒的能力）：會出現這個阻礙，主要是因為你覺得自己沒有自癒力，或欠缺自癒所需要的要素；你因為缺乏內部或外部的資源，因而無法自癒。這個阻礙跟「其他人可以自癒，但我沒辦法」的想法或信念有關。

可能性（自癒是不可能的）：覺得自己不可能自癒的信念，多半來自那些想要幫助你的醫療專業人員。聽見諸如你「病入膏肓」或情況「無可挽救」，會讓這類的信念更加鞏固。這個阻礙根源於你覺得情況已經糟得不能再糟。

想望（我不想要自癒）：會不想要自癒，通常因為你的考驗具備有利的一面。在人生當中，我們認為是負面的一切（例如疾病），都有其正面的角度（優點）。有時候，那怕只是在潛意識裡面，我們從考驗處所得到的優勢，會讓我們不想要克服該考驗。

重點是，你要知道，你的腦子裡有數以百萬計在運行的信念。我的意思是說，就跟一座山一樣龐大。

清理信念猶如一場馬拉松，而非短跑。你只有在信念顯現出來時，才有辦法著手清除，沒辦法更快。想要自癒，你不需要去征服每一個信念。只要清理掉一小部分就可以了。

縮小要處理的信念範圍

我們假設你的首要信念是「自癒不安全」。你或許需要從首要信念為起始，去找出更多的次要信念或是原因。換句話說，你的身體會覺得自癒不安全，可能還有一些其他的原因。舉例來講，諸如「會對我認識的某人帶來負面影響」、「我得要找個新工作」，以及「媽跟爸一定不會支持我這麼做」。你有發現嗎？這些都是信念，但其中有一些可以被視為你的考驗所帶來的好處或優點。你總是會從兩邊的角度去看自己的信念。

以下的範例清單將讓你張大雙眼，看見那些可能會阻礙你自癒的、數量龐大的有害信念。記住，它們多半都會被歸納到主要類別中（安全感、意願、資格、準備、能力、可能性或是想望），但其背後的原因可能有百百種，而且每種都不同。

我先提供這份清單給你，好讓你也可以腦力激盪一下。另外，也請自在地將清單裡提到的每一個信念當作引子，更動一些文字，讓它變得更符合你的情況。就像在上一個章節裡，我們在清除未處理經驗時，我所解釋的一樣，你不需要清除或釋放掉全部的信念，就能自癒。如果我想要，肯定也能在自己的腦子裡找出更多隱藏起來的信念。不要讓這個過程把你累垮。只要找個地方開始去做就好。

下面是一些會阻礙你自癒的信念的範例：

- 生病了，才會有人愛我。
- 要完美，才會有人愛我。
- 我不討人喜歡。
- 我沒有資格愛或被愛。
- 我不重要。
- 我一文不值。
- 我總是做出錯誤的決定。
- 每次事情開始順利，就會有壞事發生。
- 如果我做自己想做的，其他人就會不開心。
- 健康跟快樂無法兼顧。
- 我需要這場考驗或疾病，才能滿足自己的需要。
- 我需要生病，才會覺得有安全感。
- 因為以前做過的某件壞事，所以我生病／不快樂是應該的。

- 因為以前做過的某件壞事，所以我才會生病／不快樂，這是我的懲罰。
- 就算我治好了，病痛還是會再回來。
- 要是治好了，我就會變得孤單又寂寞（人們會待在我身邊，只因他們覺得我很可憐）。
- 放鬆很不安全。
- 快樂很不安全。
- 如果我做了一件對自己好的事，有人就會不開心。
- 要是治好了，我就會想結束這段感情關係。
- 我需要獲得更多的支持才能自癒。
- 只有在＿＿＿＿（完美無缺、為他人服務，諸如此類）的時候，我才有存在的價值。
- 我要有更多的錢，才有辦法自癒。
- 要是治好了，卻仍找不到另一半，我就找不到藉口了。
- 要是治好了，就會證明這個考驗一開始就是我自己不好。
- 要是治好了，我會變得不堪一擊。
- 要是治好了，我就沒有事情可以做了。
- 自癒沒有意義（我活得沒有目標，自癒了又能怎麼樣）。
- 要自癒，我得要原諒其他人。而在那之後，他們就再也不需要為過去的事情負責了。

- 要是治好了，我會失去自我。
- 這場疾病或考驗，讓我變得與眾不同，我需要它。
- 要是治好了，我就會落後他人一大段，永遠也追不上。
- 要是治好了，我就得不能再讓他人（或自己）失望。
- 我得要變得完美無缺，才能彌補這一切。
- 我會讓自己失望。
- 要是治好了，我可能會失去自己的朋友。
- 我不知道如何自癒。
- 生病了，才會有人照顧我。
- 要是治好了，我就要變得堅定有自信。
- 我不夠堅強，沒辦法自癒。
- 我缺乏自癒的要件。
- 我太敏感了，沒辦法自癒。
- 我太纖細了，沒辦法自癒。
- 我沒辦法面對療程。
- 我需要這場考驗或疾病來讓自己分心（就不用去思考自己不快樂的人生、婚姻、工作等等）。

- 要是我治好了，對那些還在受苦的人來說不公平。
- 要是治好了，我的人生就會改變（而改變很可怕）。
- 如果我沒有依據醫師／朋友／家人的方式，就治好了自己的病痛，會對他們造成傷害。
- 要先當個成功者，才能自癒。
- 要是治好了，我就得要離開一段不健康的感情關係。
- 要做的事情太多，我沒有精力去自癒。
- 要是治好了，我會失去財務上的好處。
- 要是治好了，可能大家就不會這麼挺我了。
- 任何努力都不會奏效的。
- 人們唯有看見我身體上的病痛，才會相信我很痛苦。
- 我一直都有這個毛病，它不會離開我的。
- 我不夠好，無法自癒。
- 其他人都比我聰明，所以對他們來說比較容易。
- 我的情況太嚴重，治不好了。
- 總是得要有人受苦，說不定我就是那個人。

- 唯有生病／不快樂，我的心靈才能變得更強壯。
- 我需要這場疾病或考驗，才能逃離我的家人、工作，等等。
- 我需要這場疾病或是考驗，因為唯有如此，我才能拒絕別人。
- 病況好轉，會傷害到我與愛人之間的關係。
- 要是變健康了，我人生中的壓力會變得太過沉重。
- 要是治好了，我就得跟他人有社交接觸。
- 要是治好了，當失敗或放棄時，我就沒有藉口了。
- 要是治好了，我就必須要發揮出自己的所有潛能。
- 要是治好了，就不會有人照顧我了。
- 要是治好了，我就得想辦法過自己的人生。
- 要是治好了，我就得跟配偶變得很親密。
- 要是治好了，我就得隨時陪在孩子身邊。

你是否開始注意到信念沒有極限了呢？

很好。就讓我們透過這個程序，來提供你大大的幫助吧！

如何找出有害信念的關鍵問題

在帶個案做療程時，我經常都會直覺地感知到一些「隨機」的信念。雖然這些信念有時候看起來似乎愚蠢或難以置信，但到頭來常符合個案的實際情況，因此能確實地幫助療程取得進展。

現在，你已經有了一個踏實的優良出發點。下面提供了一些問題，都是讓你自問自答用的。這些問題是設計來激出你對信念的想法，我們來看看會得到些什麼答案。如果有個想法在你腦海裡冒出來，就記下來吧——它一定有其意義。如果答案聽起來似乎很荒謬也記下來——是潛意識試著要將線索推到你的面前。

當一段記憶或一個信念冒出來時，就把它寫下來。我們會在下一個步驟中學會如何清理掉它們。

- 為什麼一部分的我相信自己需要這個疾病／損傷／情況／考驗？
- 如果放下了，我認為誰將因此不再受到懲罰？
- 如果我克服了，誰會因而受到傷害？
- 從某些角度來看，我是否因為這個困境而覺得自己更有力量？
- 對這個東西放手，是否意味著我會忘記某事，或原諒某人？
- 少了這個「描述」，我會失去什麼？缺點是什麼？
- 我認為自己需要怎麼做，才能從這個狀況中脫離？脫離是否會帶來壞處？

在我自己的自癒過程中，我經常會問自己：「要是我的腦裡有些關於自己不應自癒的瘋狂想法，那會是怎麼樣的想法呢？」答案浮現後，你或許會很驚訝喔！

想要找出信念，另一種超棒的方法，就是運用你的超能力：肌肉測試。只要問身體我提供的問題，持續問下去，直到身體引導你找到正確的信念為止。記住，你的身體只會跟你說實話。如果你覺得身體所指出的信念有害，那就要將之進行釋放或轉變，而我們很快就要這麼做了。

用肌肉測試來找出信念的可能範例如下：

問：「要是我的＿＿＿＿治好了，是不是會傷害到誰？」

如果身體回答「對」，你可以繼續問下去。

問：「要是治好了，會傷害到爸爸嗎？」

要是身體回答「不對」，就繼續猜是家人、朋友、同事，或是你想到的任何人。

訣竅：世代信念有可能會在此時出現。如果你懷疑是世代信念，或許就可以用肌肉測試去找出答案。你可以問類似：「是否有世代信念導致我體內有壓力？」（記住，你可以任意更動內容，讓問題更精確，能反映出你現在正面臨的考驗，而非僅限於「體內的壓力」）如果答案是「對」，你就得從自己所知道的過往家族史中，找出這個信念是源自何處。

在描述信念時，你要試著去使用正面陳述，就像我們在做肌肉測試時，這樣在清理的過程中，才不會讓身體搞混。也就是說，不要說「要是沒有這個疾病或考驗，我的需求就不會得到滿足」，你要處理的信念得改成「唯有擁有這個疾病或考驗，我的需求才會得到滿足」。

我再舉一個例子：「我總是會做出錯誤的抉擇」比「我從沒辦法做出正確抉擇」清楚多了。做肌肉測試的時候，使用最清楚的信念陳述方式，能夠實在地確保你所得到的回應都是準確無誤的。

希望你現在已經想到了一大堆信念。潛意識通常有一大堆「好」（或至少它是這麼認為的！）理由，要叫我們別克服自己的考驗。

現在，我們就要來清楚說明如何處理這些有害信念。

確認自己是否需要額外的資訊

在清除有些信念的時候，我們只需要知道它們的存在就夠了。針對其他的信念，除非我們能一一點出每個信念的起源，身體才會願意放手——也就是說，要找出那些該死的信念最初是源於何處。**由於信念來自我們早年的經驗，而我們生命中的多數情報也都來自那個時期，因此意謂著我們得要找出每一個信念的起源：找出那些原始的未處理經驗。**

針對部分信念，身體會需要我們先找出與其相關的經驗，才願意將之釋放，但針對其他信念卻又不需如此。對此，我還沒有辦法得知確切的原因。有趣的是，我一次又一次發現，在開始清除信念時，我們傾向於要先瞭解並剖析它們。但隨著時間過去，身體會變得更專注於直接進入清除及釋放的程序。這就彷彿潛意識在說：「我不需要知道所有細節。我現在相信這個程序了！」

無論如何，為了要繼續前進，很重要的就是要找出：如果要清除掉每一個信念，身體會需要你做些什麼？而只有一個辦法能知道確切的答案，那就是肌肉測試。

在做肌肉測試的時候，我們要這樣問：「我是否需要更多跟這個信念＿＿＿＿（描述是怎麼樣的信念）有關的事情，才能釋放掉它？」

如果答案是「對」，你的身體是在說，你必須要先注意到更多的事情，才能真正自癒，但這沒關係。關於這件事，我經常跟個案開玩笑，跟他們保證說，潛意識那天只是剛好比較「愛管閒事」而已。沒什麼大不了的。使用肌肉測試，同時問：「我是否需要找到創造出這個信念的未處理經驗呢？」

如果答案是「對」，你就要回到第七章去，去學習如何找出並清除掉未處理經驗。用一樣的流程去找出未處理經驗，但把肌肉測試的問題改成提及你正在著手的信念。問題聽起來會很像：「這個信念，是否跟發生在○歲到二十歲之間的某個經驗有關呢？」持續這麼做，直到你找出確切的年紀跟經驗。

事實上，你是要回溯人生，找出身體是在什麼時候認同了這個信念。然後，一旦你找出並清除了那個經驗，就再回來這邊，因為你已經完成所有該做的事情，因此可以繼續下去了。

如果身體告訴你說「不對」，你不需要去清除未處理經驗，就表示你需要知道跟這個信念有關的其他事情。接下來通常就是要猜測跟確認。使用肌肉測試，問說這個信念是否跟某人有關。或者可能跟學校有關。持續猜測，直到你得到一些額外的細節為止。

如果問題的答案是「對」，那就重複這個問題：「我是否需要更多跟這個信念＿＿＿＿＿＿（描述是怎麼樣的信念）有關的事情，才能釋放掉它？」

到最後，你會得到否定的答案，這表示身體已經準備好要釋放掉這個信念了。它已經揭露出所有相關的資訊了。

注意：如果你還在學習肌肉測試，對自己的肌肉測試能力還沒有太多自信，保險起見，你可以假定身體的意思是說：「對，我就是愛打聽，我想要知道更多的事情。」回到第七章，找出並清除掉跟那個信念有關的未處理經驗，然後等到你準備好以後，回到這裡，再繼續下去。記住，清除掉經驗不會有壞處，所以就算這個過程並非必要，它總會給你帶來些好處。

而針對世代信念，通常就不需要找到相關的經驗，但檢查一下還是比較好。

清除有害信念的兩種技巧

就跟多數的能量失衡一樣，有害信念會產生巨大的堵塞，但它們通常不都總是那麼難釋放掉，太好了！要調整大腦的思維有幾個步驟：

- **承認**。有看出模式來了嗎？得要先承認自己有這個信念，而這個信念已經不符合我們的需求了。有時候，我們得要去承認信念的起源點——無論是肇因於生命中的特定事件、某人跟我們說過的某件事，或是其他來源。
- **信任**。跟你的潛意識說說話，好像它是個熱情、友善、可信任的夥伴那樣。我們需要潛意識覺得夠安全了，放鬆了，才會接受我們的指示，去釋放掉這些陳舊的信念。
- **取代**。為潛意識找到一個嶄新或比較健康的信念來植入或取代它。我們不想留下一個空洞，而是要給潛意識另一個更好的選擇。

你將要學習兩種清除信念的有效方法：情緒清掃及脈輪拍打。這兩種選擇都非常棒。這些技巧能夠個別使用，如果情況需要也可組合成有力的搭檔。

情緒清掃

情緒清掃是一種清除信念的簡單技巧，能夠緩緩地將情緒從潛意識裡面清掃出去。

潛意識跟表意識是設計來一起工作的，就像一對好夥伴那樣。如你所知，潛意識的構成源自經驗、思維及訊息。換句話來說，它會受到表意識及我們的感知、指示等等因素的影響。我們將使用讓自己陷入困境的東西帶我們出去。透過情緒清掃，我們將發送指示給潛意識，要求它釋放掉那些不再適用的信念。你可以把這件事想成：透過專注的冥想，我們要求潛意識讓陳舊的思維緩緩地引導出去，將新的想法緩緩地引導進來。

我們需要使用特定的腳本來做這件事情。情緒清掃不是催眠的一種，但它的確會使用一些文字來讓身體及大腦放鬆，讓我們得以改變它的迴路。

「我現在可以自由地……」這個詞語幾乎出現在每個句子裡，這個詞是此流程的關鍵。人類天生渴望自由。身為人類，無論情況如何，抗拒自由都違反我們的直覺。由於潛意識很愛抵抗，因此在這邊，我們要使用身體的語言，好讓它跟我們配合。

你或許會想要把這個腳本用手機或其他錄音設備錄下來，這樣你就可以放出來聽，讓自己在過程中能夠達到深層的放鬆狀態。

慢慢唸，盡力嘗試融進文字之中。如果思緒飄移了，沒關係。在使用這個技巧的時候，偶爾會發生這種事。此外，你的思緒會飄移，或許也表示跟這些思緒有關的能量正在試著幫你清理陳舊信念。只要放輕鬆就好，讓這個流程自動開展。

打呵欠、吐氣、起雞皮疙瘩、有突如其來的情緒、打嗝，或腸胃咕嚕嚕叫，都是身體在釋放信念的好徵兆。任何時候，若覺得有需要，就讓自己慢下來，讓身體去跑這個流程。放輕鬆，不用急。

步驟一：跟內在自我或高靈取得連結——我通常會要個案把手放在胸口，讓他們跟內在自我或高靈取得連結。然而，如果你覺得有股力量要你把手放到其他的地方，例如可能是需要治療的地方，請自由地去做。

步驟二：覆誦情緒清掃腳本——只要緩慢地覆誦下面的句子即可。如果你需要時間去處理體內的能量（打呵欠、深呼吸，諸如此類），那就休息一下。千萬不要急，在說的時候，要讓潛意識覺得愉快又放心。

雖然我擁有＿＿＿＿＿＿（描述該信念），但我承認它已不再合用。

我全權賦予潛意識幫我清除掉它，從全身上下的細胞中清除，永久而徹底地清除。

我現在可以自由地感謝它過去的服務。

我現在可以自由地釋放掉所有抵抗，讓它離開。

我現在可以自由地釋放掉所有需要它來保護自己安危的想法。

我現在可以自由地釋放掉所有需要它存在的理由。

我現在可以自由地釋放掉所有自己沒有資格釋放掉它的感受。

我現在可以自由地釋放掉所有使這個信念存在的表意識及潛意識思維。

我現在可以自由地釋放掉所有保留這個信念不肯放手的表意識及潛意識理由。

我現在可以自由地釋放掉所有與這個信念有關的有害思維模式、情緒以及記憶。

我現在可以自由地釋放掉所有使它堵塞在我體內的世代或前世能量。

我的身心靈此刻都在治癒及清除這個能量，包含任何儲存在我細胞中的壓力反應。

治癒，治癒，治癒。

清除，清除，清除。

現在是時候植入——（植入任何跟你剛剛釋放掉的信念相反的信念；例如，如果該信念是「我的情況太嚴重，治不好了。」你可以改植入「我完全有能力自癒」）。

植入，植入，植入。

植入，植入，植入。

事情就這樣成了。

做完後，慢慢深呼吸幾次。

步驟三：檢查——使用肌肉測試來確認是否有徹底清除掉該信念是個好主意。只要再次陳述該信念的原始形貌，看看身體是否仍有共鳴（那就表示要再費點勁）或已無「對」的反應（喔耶！）。

如果出於某些原因，該信念沒有徹底清除掉，別緊張。你只要再做一次情緒清掃，再檢查一次就好。慢慢來，動機明確，精神專注，整個流程再做個幾次。或者，你也可以直接改用脈輪拍打，這是你將學會的下一個技巧。這麼做能夠幫助你繼續清除一層層的信念。每個信念都不同，也都需要各別去清除。

訣竅：情緒清掃也可以有效的清除掉導致症狀產生的一層層的能量。你或許會想試驗看看。腳本裡的信念或許可以改成：雖然我擁有＿＿＿＿＿＿（填進症狀、恐懼、情緒或任何東西），但我承認它已不再合用。然後把內容文字改成符合你的需求。我用這個技巧清除掉了幾乎所有的東西，不管是此刻感受到的某種強烈的情緒，或是在腦海裡揮之不去的想法。

脈輪拍打

脈輪是體內旋轉的能量中心，在它們的能量裡儲存了過往的回憶跟經驗。脈輪的能量會直接連結到童年初期的程序跟制約，使得它們成為了要進入有害信念的絕佳切入點。

在幫助自己自癒時，我最早是使用情緒釋放技巧來清除信念。效果很好。然而，在我知道了更多跟脈輪有關的事情，得知它們將我們的過往以能量的形式保存下來以後，我就開始試著用它們來清除信念。記住，信念其實是只是些老故事，通常源自我們人生的早期。

由於心知信念與脈輪系統之間的關聯，我在想除了使用ＥＦＴ來拍打跟經絡系統相連的拍打點之外，或許也能直接拍打脈輪。我試了一下，果然！我愛上了這種方法。

相較於ＥＦＴ，我覺得脈輪拍打更能起到深度清除的作用，同時還能關注一下超級重要的脈輪。我們將使用的方法跟你已經學過的ＥＦＴ非常像，但我們會直接拍打脈輪系統上的脈輪點。很簡單！

脈輪複習及拍打點

我們在第六章的時候聊過脈輪，但我們來簡要複習一下，提醒自己這些回憶如何可能會在你身體的各處找到自身能量的寄宿處。除了複習每一個脈輪之外，我還加上了拍打點，這樣你就能清楚知道，若要使用這個技巧來清除裡面的東西，要拍打哪裡。

（第七脈輪）頂輪：位在頭頂，頂輪是靈性以及你與高靈的連結。它所連結的能量讓你知道可以相信生命，而且宇宙在照顧你，引導你。頂輪的重心焦點在於幫助你去跟生命的意義相連結以及你與高靈之間的連結。

＊拍打點：頭頂。

（第六脈輪）三眼輪或眉間輪：這個脈輪位在眉心。代表的是直覺、想像、深思，以及看見事物的原貌（解讀）。它的重心焦點在於視覺及內在引導。

＊拍打點：眉心（拍打這裡時，力道要非常小）。

（第五脈輪）喉輪：位在喉嚨的中心，這個脈輪關乎表達、溝通以及真實。它的重心焦點在於溝通及表達。

＊拍打點：喉嚨前側。

（第四脈輪）心輪：心輪位在胸口中心。心輪連結到愛、親密、原諒，以及傳遞與接收愛的能力。這個脈輪也負責你心中的渴望，以及幫助你實現自己的願望。它的重心焦點在於愛、人際關係以及內在治癒力。

＊拍打點：胸部中間，心臟中心。

（第三脈輪）太陽輪：太陽輪位在胸骨正下方，掌管你對自我能力的感知，包括你在這世上的選擇及行為。太陽輪的能量連結到自信心、自尊心，也能讓你覺得可以掌握自己的人生。太陽輪會儲存你對自己跟世界的判斷及意見。這個脈輪跟你的自我評價、自我認知息息相關，也影響了你跟世界之間的關係——你在世界裡的角色、你渴望的角色，以及你如何實現這些渴望。它的重心焦點在於個人能力與正向心理。

＊拍打點：胸骨下方太陽輪處。

（第二脈輪）本我輪：也稱作性輪的本我輪位在肚臍後方的骨盆裡。本我輪關乎創造力、感受，也連結到童稚的歡愉。它也代表了性欲，也與童年時期的回憶及制約息息相關。它的重心焦點在於感受、創造力及快樂。

＊拍打點：肚臍正下方。

（第一脈輪）海底輪：海底輪位在脊椎的根部。它代表了你的安全感及生存本能。海底輪連結到童年初期的信念、金錢，以及自我認知。它負責處理被遺棄感、覺得自我缺乏價值，以及缺乏安全感。它的重心焦點在於安全感、安心感以及生存。

＊拍打點：下薦骨處或大腿頂部（手掌攤平，輕拍大腿，假裝你一直在作勢要小狗來坐在你的大腿上）。

在建構並講完預備句以後（我將再一次引導你怎麼做），你要再次拍打之前所有的脈輪點。從頭頂開始，在拍打的時候，要盡可能把自己的信念講得清清楚楚。如果你之前曾用肌肉測試發現自己需要找出並清除掉一個特定的未處理經驗，那麼你就應該翻回到第七章那邊，把那件事情做完。你現在可以著手處理信念本身了。

在過程中，你可以假裝在跟我，或者是你最要好的朋友形容那個信念。告訴我們，該信念讓你有怎麼樣的感受、你回想起的哪些回憶或許與之有關、你覺得它在體內的何處，以及任何你想到的事情。你已經學過情緒釋放技巧了，因此這個流程你應該不陌生。

注意：如果它是一個世代信念，就講講你認為它源自何處、讓你有怎麼樣的感覺，以及其他腦海中自然而然浮現的細節。過程中，使用大聲而說出口的猜測或揣想也很不錯。

步驟一：建構出預備句——就像情緒釋放技巧一樣，一開始，我們得先建構出預備句。記住，預備句分成兩個部分。

雖然＿＿＿＿＿＿，（陳述經驗），我＿＿＿＿＿＿（放進一個正面想法）。

針對第一段，你只要改放進信念就好。針對第二段，你要放進任何的正面想法來讓整個句子找到平衡。事實上，你是在告訴自己，雖然發生了不好的事（第一段），但仍有好的一面（第二段）。

預備句的第一段：雖然＿＿＿＿＿＿，（陳述信念），……

預備句的第二段：……，我＿＿＿＿＿＿（放進一個正面想法）。

作為引子，我提供了一些預備句第二段可以使用的正面想法：

- 我完全接受並愛自己。
- 我現在可以放鬆了。
- 無論如何我都不會有問題。
- 我選擇釋放掉它。
- 現在，我允許潛意識釋放掉它。

以下是我提供的範例。內容摘自本章稍早那份長長的清單：

如果治得好，我就會變得孤單又寂寞（人們會待在我身邊，只因他們覺得我很可憐）。

這個信念的完整預備句可以是：

就算治好會變得孤單又寂寞，無論如何，我都選擇釋放掉它。

步驟二：在拍打手刀點的同時，使用預備句——現在，持續拍打手刀點，同時把預備句完整地說三次。

步驟三：拍打剩下的脈輪點——接著，只要拍打剩下的脈輪點，並說出自己的信念。你可以結合陳述信念、提到你對該信念的感覺、大聲說出自己可能是如何得到這個信念的……等等。這裡其實有點像即興表演，想到什麼就講什麼！

這裡的唯一目標，就是要把注意力放在這個信念上，使我們能夠引導出它的能量，然後將它清除掉。暫時將注意力放在這個信念上不會帶來什麼問題；你不會因為承認它的存在，而使得它嵌進你的能量系統中。事實上，為了要釋放它，這麼做是必要的。在第一輪的拍打中，你使用的字句一點也不重要。只是要藉由提到它，來讓它浮現到表層而已。

為了要讓你知道這是怎麼進行的，我們就以如果治得好，我就會變得孤單又寂寞來當範例。以下是可能呈現出來的樣貌：

第一輪

頭頂：我可能會變得孤單又寂寞。

第三隻眼：我已經好久好久沒有好好照顧自己了，我不記得事情怎麼會變成這樣！

喉嚨：要是沒有人幫我，我就會再一次生病。

心臟：這件事讓我想起來，在滿十八歲以後，媽跟我說：「以後你就要靠自己了！」

太陽輪：我好沮喪，所以才會沒有辦法自癒。

肚臍：可是我相信一旦我好轉了，人們就會把我拋到一邊。

大腿上方：一部分的我實在不認為我有辦法照顧自己。

第二、三、四輪

現在，你要重複在第一輪時所做的事情，要重複做個幾次。就像我們在做EFT時經歷過的發洩流程一樣，你在這邊事實上也是在做同樣的事情。後續在做時，你可以改換不同的詞彙或語句，這不會怎麼樣，有時甚至還更有效。不管腦中想到什麼，說出來就對了。

步驟四：休息——休息一下，深呼吸幾次。若有需要可以打呵欠或吐氣。這些休息的時間，能夠幫助身體去處理能量，並徹底釋放掉它。

步驟五：最後（第五）輪——最後，你得要再一次拍打所有的脈輪點，同時說出你想要植入的正面態度。理論上來說，這句話得跟你剛剛清除掉的能量完全相反。例如：現在自癒很安全。或者，你也可以改在拍打每個脈輪點時，說出治癒兩字。

- 唯有別人都快樂了，我才會有安全感。
- 要當真正的自己，我需要獲得他人的允許。
- 如果我表達出自己的感受，就會有不好的事情發生。

你有發現為什麼相信這些事情，對塑造一個自癒的環境無益了嗎？這些信念或許跟我們目前為止專心處理的那些信念不一樣，不會對我們的自癒力帶來自我破壞，但它們絕對沒任何好處。即便該信念在此刻是真的，例如「我賺的錢不夠」也一樣。使用上述的技巧，來清除掉這些會讓身體產生壓力反應的信念，你就會看見奇蹟。

記住，**你的現實跟信念有直接關聯**，所以，提到「是先有現實還是先有信念」這個問題時，就有點像是在問「先有雞還是先有蛋」一樣——但同時，改變一個就會改變另外一個！我們隨時都在跟宇宙跳一場能量之舞，永遠在跟宇宙共同塑造我們的現實。而我們的信念是這支舞蹈裡非常重要的一部分。要從自己的現實裡面，找出那些沒有助益的信念很不容易，但絕對值得你去做。

由於我們的現實反映了我們的信念，所以我們**只要關注自己的生活，就能輕易地找出自己的信念**。如果現實是，你的生活中金錢不夠用或缺少愛，你可能擁有類似「僧多粥少」或「我永遠都會是個窮人」的信念。如果你覺得樣樣事情都脫了軌，你可能擁有類似「好事情只會發生在別人身上」的信念。換句話來說，如果你在現實生活中發現一種特定的模式，你就可能擁有對應的信念。

最後，我想跟你分享一個故事，來讓你看看如何透過清除掉信念，來確實而長久地改善你的健康。

在印度做了九週的幹細胞治療以後，我回到了故鄉。醫生們所提供的那些訊息塞滿了我的腦袋，成為了信念，帶來了極大的壓力。他們不停跟我說，如果我著了涼或得了感冒、做了「太多」、吃甜食，或感受到丁點壓力，病情就會復發。萊姆病經常會給人這樣的看法或信念。然而，它卻成了我的壓力來源。我面對不了壓力。如果感冒我就會復發。復發是無可避免的。

在擁有現在的知識以後，我很確定那些信念對我的身體帶來了影響。不過我現在明白了。一旦你做好心靈方面的工作，從根源起強化自身，包含改變你對壓力的反應（記住，壓力不是問題；問題在於你跟它之間的關係），你將不再是以前或許曾覺得的那個脆弱的自己。你一定要調整自己的內在紀錄，改變這些內在對話及信念，你才不會讓一個已經不再符合現況或符合需要的思維模式常存在你的大腦中。

在能量療法將我完全治癒以後，我的人生經歷過很多的困難時刻，包括在一段非常短的時期之內，有幾位家族成員陸續去世。但我熬了過來。由於我之前付出的許多努力，我的能量系統依然保持平衡的狀態。每當有強烈的情緒出現時，我都一定會去承認並處理它們，而且我不相信這些經驗會把我擊倒。我認為，這就是為什麼，縱使面臨了一些人生中最艱難的時刻，我的萊姆病卻從未復發的原因。

以前，即便只是發生了小事，我都處在病症變得惡化的邊緣。如今，我對這種類型的經驗的反應有了徹底的改變，我的信念也跟以往大不相同，因此我的現實生活也隨之大幅好轉。你也正在踏上自己的自由之路。只要記住：**無論情況是好是壞，你都可以安然度過！**

身心健康源於做真正的自己，以及無論怎麼樣都接受此時此刻的自己。而有幾種我稱之為「擠扁靈魂」的、不健康的思維模式，則會讓你覺得缺乏愛、難以接受自己，也不健康，因此離我們追求的目標很遠很遠。

在要開始談不健康的情緒模式之前，我想先提出一個經常有人問我的問題：「如果我們應該要愛自己，接受真實的自己，那為什麼我們會這麼努力地在改變自己？」

答案很簡單：我們不想改變自己，但的確想要改變生命中任何不適用於自己的一切。我們不需要留下那些已經成為我們生命裡的一部分的、不健康的思維模式，因為它們體現的並不是我們最好的一面。舉例來說，有時候我就是比較沒耐性，這是我的天性。每當個案聽到我這麼說，他們就會覺得奇怪，我幹嘛不改正這個「缺點」。但事實上，那只不過是真我的一部分，我覺得不是什麼問題。缺乏耐性，並不會對我的生活品質帶來負面影響。我可不想把一輩子的時間，都拿來花在挑剔自己的個性。我想要把人生過得盡可能自由自在、盡可能接納自己，只去改變那些真的會影響我生活品質的思維模式。

其中的一些負面思維模式，你或許已經用了很久很久——很有可能是一輩子。這些思維模式八成已經深入大腦內，因此就算你注意到了它們的存在，可能也不會意識到其實它們不必然要那麼運作。但好就好在這裡，無論是在什麼時候習得的，你都可以去改變那些對自己來說已經不再適用的思維模式。

這些不健康的思維模式包含下列幾種：

- **會消耗自我能量的詞彙。**

- **負面的自我對話。**
- **受害者心理。**
- **認為事情都是針對自己而來。**
- **負面想法循環。**

如果上述任一思維讓你心有戚戚，你最好安靜地坐下來，問自己此刻是否已經真的準備好要釋放它。要是還沒有，別責怪自己。要改變自己的思維模式很可怕。可是，如果你輕輕地點了點頭，表示是時候「改變那些狗屎想法」（我經常這樣對自己說），那麼我已經準備好要伸出援手了。

針對每一種思維模式，我都會提供你一些意見，讓你知道哪種未處理經驗（第七章）及有害信念（第八章）可能與它們有關。接著你就可以使用在那些章節裡面學到的技巧來清除掉它們。在本章節的最後，我也會跟你分享一種新的技巧（三心法），能夠用來清除情緒能量。會等到此刻才提到三心法，是因為我不想要一次告訴你太多種技巧，這樣會讓你措手不及。一旦學會以後，你就可以把三心法跟其他種技巧結合起來，或也可以單獨使用。

會消耗自我能量的詞彙

我的座右銘：在告訴自己事情時要小心，因為自己隨時都在聆聽。噢，難道不是這樣嗎？這當然包含了自言自語，但也可以套用在我們每天與他人的日常對話上，而這也會影響我們的感受。現在，我們將要討論這兩種語言：我們每天用來跟他人及內在自我對話的詞彙。

在認可了身心療法的無窮力量後，我同時也意識到身上每一個沒有身心整合的部分，因為就是這些部分讓我無法自癒。接著，我開始注意到自己所使用的詞彙或語句是在幫助自己達成願望，還是使自己跟願望之間的距離更遠。有了這個全新的觀點，我決定將一些字詞從語彙庫中去除，也邀請你來考慮跟我做同樣的事。

要改變需要改變的舊有說話模式，你唯一需要做的，就是在說出口的時候，一意識到就馬上停下。只要別講出來就好。這些日常的說話方式不過只是習慣罷了，只要培養出新的說話習慣，使用讓自己感覺更好的說話方式，你就能改變這一切。

忙碌：這個詞暗示了還有很多事情要做。忙碌會讓人上癮。我們的社會因忙碌而驕傲——這個詞表示我們在做事、在讓一些事情發生，以及在「當個有用的人」。我們常聽到的藉口「因為太忙了，所以我沒辦法……」暗示你沒有其他選擇。事實絕非如此。缺乏選擇會帶給人壓力。讓人得以選擇更好的選項，則讓我們的心能夠平靜下來。

改用專心吧！「我這禮拜超專心的，所以閒暇的時間，我都要去做我真正想做的事情。」

淹沒：這個詞表示我們被很多東西覆蓋住或快要滅頂了、快要被壓倒或壓垮了。是啊，這意象實在不怎麼好。讓我們來把「沒」去掉，留下「淹」就好，這個字可以解讀成「很大量的」。沒有東西可以把我們壓垮，並且成天告訴身體我們已經「不堪重負」了（這可不是什麼健康的訊息）。你甚至永遠都不應該一次又一次地想到要對自己說「我快要被壓垮了」，對不對？

試著只使用淹這個字就好。「多如繁星的好機會跟海水一樣淹過來啦！」

焦慮：這是一種不安感，通常關乎一件即將發生或結果不確定的事情。焦慮這個詞並沒有明確表達出你的感受。使用具廣泛性的「焦慮」一詞，會使我們不試著去探索其真正的面貌，進而去面對它。以我的觀點來看，焦慮是一種被埋藏起來的情緒。透過不使用這個詞彙，能夠幫助你去面對眼前的考驗，找出背後的「成因」，而這個成因正在等著你去承認它，處理它。

試著改用情緒化或不安吧。這些詞既不負面，也不正面。它就是它。「我覺得自己很情緒化（或不安），我想要知道為什麼。」

慢性：這個詞的意思，是指長期存在或不停復發。我全心全意地相信，我們應該推崇那些我們真心想望的信念。而慢性一詞，本質上是在暗示這個問題或事物看似沒有盡頭。使用這個詞，並將這個詞的含意像標籤一樣貼在自己身上，一點也不表示你認為這個考驗很快就會結束，對不對？

因此，試著用經歷來代替吧。這個詞能完美取代慢性，也完全不會暗示你打算停留在這個狀態中很久，或它會重複出現。「我正在經歷這個＿＿＿＿（考驗）。」

應該：這個詞用來指涉義務、責任或正確性，通常是在講某人的行為。「應該」暗示了錯誤，有件事情做錯了，某人應當受到譴責。相較於宣稱某個行為是個「錯誤」，如果把注意力放在事情的另外一個面向上，我們就不會對自己那麼嚴苛。

因此，試著改用可能吧！如此一來，你就朝正確的方向又前進了一小步。「可能」暗示了選擇，而擁有選擇權總會讓我們的心情比較舒坦。如果其中一個選擇不奏效，我們可以再做另一個選擇，然後再又做另一個選擇。「我本來可能會這麼做或那麼做。」

我的＿＿＿＿（放進考驗的名稱）：英文裡很喜歡用所有格，但在提到你其實並不想要擁有的東西，諸如各種情緒、疾病，或其他考驗時，最好不要用所有格。相關範例有我的癌症、我的焦慮、我那愛生氣的毛病，等等。所有這些說法會讓身體感覺到壓力，而我們可以用另一種能讓身體放鬆的語言把這些話說出口。

因此，試著改用這場或這個吧。比較健康的說法包含這場癌症或這個癌症、我感受到的哀傷，或者我正在經歷的憤怒感。所有的這些說法，都能幫你跟所面臨的困境切割開來，或表示它只是暫時性的，暗示說它只是從你的身體穿過去，抑或並非你的所有物。

我很＿＿＿（放進情緒）：感受到某種情緒跟身陷某種情緒之間的界線很模糊。除了「我的」這種詞彙之外，「我……」也是在暗示，我們擁有了某種可能自己並非真正想要的東西。因此，試著改用覺得吧！「我覺得難過。」、「我覺得不舒服。」

額外建議：雖然我們通常不會把這些東西視為「語言」，但最好電子信箱、密碼、論壇暱稱……等等，都不要包含任何你不想要擁有的東西，因為文字本身就帶有能量。在網路世界裡，類似的字詞包括萊姆病女孩、慢性疲勞一輩子、焦慮倖存者等等。你沒辦法同時「成為」那樣東西，卻又想與之切割。

要改變自己使用任何我們提到的消耗性詞彙的習慣的方法之一，就是立刻改正自己。如果可以，就大聲地把這些新的替代詞彙唸出來，這是「清除」掉你經常使用的那些詞彙的能量的好方法。或者你也可以在想到那些負面詞彙時，就直接在腦海裡無聲地說出例如「刪除」或「唉呀！」等詞。這麼做，能幫助送出訊息通知所有的下意識部位，告訴它們說，是時候更改你使用的語言了。

可以考慮清除掉的能量

另一種處理消耗性詞彙的方法，就是找出導致你會使用這種語言的信念或未處理經驗。舉例來說，如果你很容易使用忙碌這個詞，或許你可以試著去找出相關的信念，例如「忙著」違反自己的想望而去當別人眼中的自己、滿足他人的需求。你認為如果做自己，會發生些什麼事呢？有人會對你生氣嗎？你過去是否有過類似的經驗，才會導致這個信念由此而生呢？

負面的自我對話

稍微想像一下，我們的身體會猶如接受命令般，服從我們所說的每一件事。身體不會去過濾或解讀；它只會接受並行動。好了，可怕的地方來了，這不是想像。透過內在的自我對話，你的確在命令自己的細胞，要它們相信你所說的話，或聽你的命令行事——無論是透過內在或外在的話語。我們要確保大腦裡負責掌管一切的不是「三流委員會」，沒錯吧？

我們得確保給自己下達的命令與自癒的想望沒有衝突。唯一能夠不牴觸我們的自癒力的命令，就是那些會提醒我們擁有自癒資格的命令。這些命令會讓身體知道我們超棒，而非超爛。

在長期鞭策自己多年以後，我們實在很難立刻就能變得關愛自己，因此要慢慢來。與其把目標放在去想自己所做的一切都無懈可擊上，作為開始，我們要先對自己溫柔一點，接受自己不過是個凡人。我們的目標，是要讓你多嘲笑自己一些，少責罵自己一些。

接受自己的平凡

我接受自己平凡的方法，源於好友茱莉亞在我二十多歲時跟我說過的話。當時，我跟她提到了一段往事，提到了有個曾經傷害過我的人。我本來在等著她出現生氣的反應，等著聽到她跟我站同一陣線。但接下來發生的事情徹底改變了我看事物的觀點，以及我評論他人、他人的行為乃至於評論自己及自己行為的方式。

在我把最後一句話說完以後，她幾乎立刻就平靜地說：「呃嗯，聽起來就很像一般人會做的事情嘛。」在那一刻，她從我的手中拯救出了我，而我以前認為不是「好」或「壞」、「對」或「錯」的事情忽然都掉進了同一種類別中：「平凡」。那些話幫助我踏上了改變對待自己方式的第一步。

每當我發現自己在評論、訓斥或批評自己的經歷或自我時，我都會舉起雙手，同時說：「呃嗯，就很像一般人會做的事情嘛！」這麼做，讓我很難去批評某事是對是錯，因為事情就是如此平凡。我要怎麼去跟自己爭辯呢？

直到今天，我依然會在個案的療程裡，使用茱莉亞所說的話。通常個案會焦慮地說，他們想要跟我分享一件自己從未告訴別人的事。而在他們說完以後，我就會平靜的說：「呃嗯，聽起來就很像一般人會做的事情嘛。」承認自己平凡以後，小小的奇蹟就會發生，個案幾乎立刻就會覺得心情平靜，重擔減輕。同時，我可以感受到，他們的能量有了徹底的改變。而對你來說很幸運的是，你隨時都可以使用這句話。只要記住，保持開放的心胸，經常地去使用吧。

大聲說出口

接下來的小祕訣很簡單，我經常會用這個祕訣，來重新訓練自己遠離負面的自我對話模式。只要我一發現自己腦子裡不停著重複想著些亂七八糟的事情，我就會叫自己脫離這種思緒。因為現在，我們都已經有能力不讓那些思緒在腦子裡轉啊轉的，也不會放任它越來越茁壯，對不對？我會用自己最搞笑又溫柔的語調大聲說：「根本都是狗屁嘛！」就這樣。這麼說，能夠輕鬆又傻氣地要自己改掉這種負面的思維模式。

記住，你的身體永遠都在聆聽。如果有件事它經常聽見，那麼它將開始相信那件事是真的。過去多年以來，你告訴了它很多狗皮倒灶的事情，它信了；但如果你傳遞出相反的訊息，它也會相信。

可以考慮清除掉的能量

在每天的日常對話中使用消耗性的詞彙是個常見的壞習慣，我們可以有意識地去做出改變，而負面自我對話影響的層面則更深。

如果有以下的過往經驗，清除掉或許對你會有好處：

- 你犯了一個錯，或做出了錯誤的選擇，導致你無法原諒自己。
- 其他人對你說了批判你的話。
- 你覺得讓自己蒙羞了。

此外，你所抱持的有害信念，可能會對你帶來負面影響。以下是幾個範例：

- 我必須懲罰自己。
- 對自己嚴苛會讓我做得更好。
- 我過去犯了錯，不應當被原諒。
- 為了別人，我理當完美無瑕。

受害者心理

不知怎的，我就有了這種思維模式，且花了好幾年才意識到它的存在。要意識到自己的思維模式很不容易，但一旦被我發現，朋友啊，我可是看得清清楚楚咧！我敢說，有些人很沉迷於這種思維模式——怪罪外界，扮演「可憐又值得同情的我」的角色，或者宣稱針對人生遭遇，自己只需負擔一小部分或完全無須負擔任何責任。要找出這種思維模式的難度在於，它有很多種呈現的方式，而且不總是那麼明白顯露。

這種思維模式的顯現方式，通常都是不停提到自己的疾病或考驗，總是將話題拉回別人犯了些什麼錯：醫生犯的什麼錯誤影響了你、這場疾病很不公平、有個人毀了你的人生、你的過去「害」到了你，等等等。當然，跟他人分享經驗對身心有益，但跟他人分享與將自己放在無能為力的位置之間的界線很模糊。有這種思維模式的人，通常認為自己比別人都可憐，也需要別人用這樣的角度來看待他們。他們希望別人都能認為，相較於自己的親友，他們更賣力在求生。他們或許會希望別人將他們視為英雄、倖存者、「曾經走過地獄一遭」的人，他們有時候會覺得自己的價值即源自於此。擁有受害者心理的思維模式不是什麼羞恥的事。它非常常見，但破壞力也十分強大。

由於萊姆病本身的高度爭議及許多人的不瞭解，讓我有了一個抱持這種思維模式（後來被我釋放掉了）的絕佳機會。不單醫師分成兩派（兩邊都是專家，但他們對感染源、診斷結果及治療方式都抱持不同意見），而且保險公司還通常都不理賠萊姆病專門醫師推薦的治療方式。

於是呢，我不只莫名其妙地被一隻可怕的昆蟲咬了一口，此刻還被告知主治醫師推薦的治療方式（有時候一個月要花掉好幾千塊美金）不在保險公司的理賠範圍之內。這些事情讓我覺得非常沮喪。一開始，我把這種不公平的感覺跟身旁的人分享。我像發了狂似地要大家小心硬蜱、告訴他們要被確診罹患萊姆病有多困難，以及分享在接受治療方面的困難。能夠將自己不幸的處境直接怪罪到其他事物上的感覺真好。

然而，隨著時間過去，我意識到，這種能量除了帶來更多的無助感跟掙扎之外，毫無其他功能。或許過往的所有經驗，讓我因而有了受害者心理及行為，但我不停把他人拉進我的世界中、不停論及此事、探討此事的動作，卻增強了這種能量，而且受傷的肯定不是硬蜱或保險公司，而是我，而且是被我自己所傷。

忽然間，一切都變得清清楚楚。藉由讓萊姆病在我的生命中占據了更多的、超過它本該佔有的份量，我讓這種不公平的情況變得更嚴重。我透過內在的思維跟外在的談話去加強這種不公平。我任由「每一個人以及每一件事都在欺壓我」的觀點佔據了自己的腦海。如果你抱持著開闊的心胸去看待這種思維模式，你終將發現，雖然你或許經歷過一次甚或數次他人錯誤的折磨，但當每一次你站在受害者的角度、心裡充滿受害者的能量去行動時，你就是在重新傷害自己。

《獨立靈學師：靈性的真實探索》（*Indie Spiritualist: A No Bullshit Exploration of Spirituality*）一書的

作者克利斯·葛羅索（Chris Grosso）在自己的書裡，提到了一個適合用來加入這個討論的問題。他寫道：「難道我們要繼續放任自己沒完沒了的負面想法及負面情緒，來主導我們的心理及情緒健康嗎？還是我們要扛起責任，把主導權拿回來呢？」

釋放掉受害者心理，為的就是把我們的主導權拿回來。這個差事或許不容易，但那是你的職責，而除非你負起應盡的責任，否則無法得到完整的自癒力。

無論是顯性或隱性的抱怨，都是受害者模式。我們將藉此把能量導往我們不想要的地方去。我們得要停止抱怨，不是因為衰事沒有發生，也不是因為這些事不可怕或不會讓人心煩意亂，而是因為**抱怨是有害的**。當認為自己是個受害者時，我們會發送怎麼樣的訊息到我們的身體，到每個器官及每個細胞去呢？在做出任何行動或說出任何話語時，一定要不停地去想，我們是在發送怎麼樣的訊息給自己。

我跟許許多多的個案透過對話分享過我對受害者能量的看法。有些人立刻否認，表示自己並沒有那麼想，我也有過這種心情，所以我懂。但對於那些已經準備好努力去改變自己思維模式的人而言，他們將獲得滿滿的收穫。

我來跟你分享一個案例。瑪姬有一些情緒上的考驗，於是來找我治療。治療了約莫一個月以後，由於治療狀況不佳，因此我對她說：「我知道你的人生很悲慘，發生了一些你希望永遠都不要發生的問題，但你的受害者能量非常強大，而我認為這是你自癒最大的阻礙。」

我繼續跟瑪姬解釋，每次在療程中，她都專注於回憶那些生命中的不公之事，好跟我證明這些事情很可怕，她朋友遇到的人生難題跟她一比都是小巫見大巫。但這麼做，她其實是在增加這些回憶的能量及重量。

相較於清除體內的能量失衡，她耗費在抱怨一事上的心力要多得多。我當然希望個案能跟我分享生命中的困境，我好提供協助，但她這樣已經不是在分享了。此外，我更無法想像，在做療程以外的時間，她花多少時間在做這些事。也難怪她會隨時都處在恐慌的邊緣。

而且，瑪姬甚至不只是在訴說自己的感受；是她讓自己的人生陷入了錯誤、充滿疾病、遭人遺棄的境地。在跟她分享了我的觀察以後，瑪姬很不開心。但在仔細思考過後，她發了一封電子郵件給我，解釋道，她從來沒有意識到自己散發出這麼強大的「我好可憐」的能量，並說她真的希望能夠有所改善。

於是，在後續的療程中，我們就專注於處理這個部分，瑪姬自己也變得更能意識到這個問題。是她把自己困在這個境地之中。在改變了這個思維模式以後，瑪姬的人生有了一百八十度的轉變。她的健康狀況大幅改善，也終於開始過起對自己來說健康的生活。她不再吸引那些會傷害她的朋友，而且還找到了一份超棒的工作──她承認，心念一轉，她從未曾想像過的美好事物就都出現了。但這其實全是因為她不再把自己視為受害者。就跟瑪姬一樣，我們也都握有選擇。

只要問自己一個簡單的問題，就能幫助你知道自己正在做出什麼樣的選擇：這個動作、語言或行為是會消耗我的自癒力，還是會加強我的自癒力？這樣就行了。新規矩：如果會帶來消耗，那就刪除掉它。

想像跟自己簽訂一份協定：不要在跟自己或他人對話時增強這種思維模式。只要拒絕踏上這一條路就好。每當你發現自己用一種無能為力的說話方式在講述自己的人生時，就安靜地坐下來，試著想看看自己為什麼需要這麼做。你是在尋求他人的支持跟認同嗎？你需要幫助但開不了口嗎？試著把這當成一個機會，藉此清除掉環繞在這些問題上的能量吧。

可以考慮清除掉的能量

這種受害者心理的背後，通常潛藏著未處理經驗。最好找出並清除掉會導致這種思維模式產生的過往經驗。

類似的經驗可能包含以下幾種：

- 他人對你的人生產生了影響，而你覺得他們沒有「付出代價」。
- 你覺得自己被壓垮了，而且你毫無發言權。
- 你覺得人生對你而言很不公平。

這種思維模式的背後也很可能潛藏了一些信念。著手去清理那些讓你身陷無能為力的信念，通常會帶來極大的幫助。以下是幾個範例：

- 除非那些傷害我的人過得很慘，我才有辦法繼續前進。
- 其他人有幫助我／幫忙解決掉這個考驗的責任。

- 我需要責怪他人，才會覺得有安全感。
- 因為我曾經經歷過的事情，我應該獲得獎勵。
- 生命對我不公平。
- 衰事每次都會落到我頭上。
- 他們欠我的（覺得自己有這個權力）。

認為事情都是針對自己而來

我們生來就是美好而以自我為中心的藝術品。身為人類，我們傾向於把注意力放在自己身上，而多數時候這都不會產生什麼問題。但如果我們意圖將每一件事情，都認為是針對自己而來，那就會帶來很大的問題。從人類的觀點來看，我們很容易認為他人的意見跟行為，都直接反映了我們的所作所為。

以前的我是「都怪我不好」症候群的女王，如果我關愛或在乎的人忽然表現得很「冷」，我就會十分害怕是自己不小心做錯了什麼。當有人似乎對我有所不滿，我會立刻用行動去彌補，讓自己那過勞的可憐靈魂又再多添勞累。直到今天，我仍然不知道這種個性是怎麼來的。成長過程中，家人從未責怪或嘲笑我，不過現在，我可以明確注意到我媽那種傾向於自我責怪的思維模式。

直到二十歲出頭，我才開始想去研究自己人生的思維模式。多數人都認為整個世界繞著自己旋轉，而思維模式什麼的只不過是個老生常談罷了，沒什麼好值得探究的。然而，注意到思維模式對自己帶來的影響，改變了我看待世事的觀點。在那之前，我一直過著神經兮兮的生活，經常擔心別人會對我生氣，或因為我而不開心。人生中第一次，我發現世界根本就不是繞著我在旋轉。我開始注意到每個人的行為都反映了自己的情緒——可能今天很衰、覺得不安、或許因為另一個人而覺得沮喪，諸如此類。

慢慢地，我那種認為事情都是針對自己而來的心態開始有了改變。每當我害怕自己惹人不開心，或因為別人對待我的方式而氣惱時，我通常會笑著自問：「你怎麼會覺得世界繞著自己旋轉呢？」

來做個簡單的練習吧！回想你最近幾次跟別人的互動——當生命中的某人似乎在亂發脾氣或惱火的時候。他們帶給你什麼樣的感受？你會覺得是自己做錯了事嗎？你有立刻試著去彌補嗎？當別人對你不耐煩時，你會道歉嗎？如果有，你很有可能心裡覺得一切都因你而起。當有這種心態，會讓我們做事小心翼翼，不敢展露真我。但我們已經知道這種思維會對我們帶來多大的影響了，對不對？這就是為什麼我們一定要好好地去調整這種思維模式的原因。

想像出一團森林之火

當我沒辦法擺脫這種針對自己而來的想法時，我會想像出一團森林之火的畫面。我會想像那個讓自己不開心的人變成了一團位於大片樹林之中的火焰。在這個畫面裡，我會用木棍，在火的旁邊畫出一個圓圈。接著，我就會知道自己可以去到森林（象徵我自己的人生及能量場）裡的任何地方，只要遠離那團熱氣跟火光就能安全無恙。我會任由那團火（象徵當下的那個人）生氣，或做出任何會讓它本身燃燒殆盡或消失的事。但是，我不會任由自己受火焰的影響。無論別人是因為其他的人、事、物或我不開心，這麼想，都能夠讓我的心情穩定踏實。

如果想要改變「認為事情都是針對自己而來」的思考模式，一個很好的辦法就是問自己：「這種思維模式可能是從哪裡來的呢？」換句話說，就是：「我為什麼會覺得他人的喜怒哀樂都是我的責任呢？」

可以考慮清除掉的能量

會認為事情都是針對自己的這種思維，其直接原因可能來自於過去的未處理經驗。你或許會想要回想以下的經驗：

- 你覺得受到責怪或丟臉。
- 你認為自己要為某人的不快樂負責。

一如往常，有害信念也很可能是這種思維模式會出現的原因。以下是一些你可以考慮清除掉的有害信念的範例：

- 我生來就有哪邊不對勁。

- 如果有人不開心，那一定是我的錯。
- 我總是做錯事。
- 維護和平是我的責任。
- 幫別人善後是我的工作。
- 如果有人排斥我，那表示我這人有什麼問題。

負面想法循環

人很容易就會陷入負面想法的循環，這不只會讓我們覺得心緒有點亂，還會讓身體產生壓力反應，進而成為病症。

如我們所知，**思緒是純粹的能量**。接下來這種叫作「丟石頭」的技巧，是我在人生絕望的時期發明出來的。它的原理是把身體裡的負能量「丟」出去。能夠有效地干擾那些不健康的思維模式。

幾年以前，就在我準備去聲名狼藉但又富含心靈能量的亞利桑那州塞多納市旅行時，在沒有任何明顯原因的情況下，我的心緒開始覺得極度不寧。我腦海裡充滿恐懼跟焦慮，嚴重到使我想跳脫自己的皮囊逃生。負面想法似乎在我腦海裡以超越光速的速度繞啊繞個不停。

人們從世界各地來造訪塞多納，特別是該市的能量漩渦聚集地，大家都認為這裡高度濃縮的能量有益於自身的自癒力。數百年以來，塞多納都被認為是聖地。在準備踏上這段旅程時，我用盡了各式各樣的辦法，但效果其實並沒有立刻就出現。這些準備工作後來的確大有幫助，但是有時候效果來得沒有我想的那麼快。

塞多納市，一個以治癒力聞名的城市，對我而言，後來卻成了一個讓我嚴重崩潰的地方。果然是靈力很強的地方，對吧？當時，我人待在一個眾所周知的奇蹟之地，卻不想離開旅館的房間。我無法抑制地哭個不停。

但幾天過後，我開始臣服於自己所感受到的力量，也不再頑強抵抗。我知道，自己只要讓所有的能量自然而然地去運行就好。我體內有某種東西發生了轉變，這種情況經常會在我們停止頑抗以後出現。我的心情平復了下來，於是試著沿著一條美麗的溪流做一小段健行。水裡散布著一顆顆大小不同的石頭。我坐上一顆大石頭，稍事休息，同時將依然在顫抖的雙手泡進水裡，把玩水中的小石子。

此時，我忽然有了一個想法：會不會我可以把體內這些沒來由湧上的能量「丟」或「沖」出去，把它送往溪流的下游處呢？

每撿起一顆石頭，我就閉上雙眼，想像把一個想法、感受或情緒轉移到石頭上。我無聲地對石頭說了句話，請它「帶走這每一個能量」：對發生之事的恐懼、憤怒、不確定、反胃、覺得「自己沒有好到有資格解決眼前困境」的感受等等。接著，我就把石子丟進奔馳的河水，看著它沿著河床跳啊跳，直到從我的眼前消失。一顆接著一顆，我持續做著同一件事：把自己不再想要的能量，轉嫁到每一顆石子上，丟出去，然後覺得體內的能量回復平衡。

透過這種能量轉移的方式，我把那些感受、思維，以及情緒都傳送進石頭裡，讓能量可以隨著石頭被帶走，讓體內的能量變得乾淨。透過這種方式，我得到了極大的解脫感，你也可以辦得到。

丟石頭

做法很簡單，也不需要用到石頭。你可以用咖啡豆、小碎石、雪球，或任何可以丟進水裡，又不會傷害地球的東西來代替。如果沒辦法去到沙灘、池塘邊或任何靠近一片水的地方，你也可以用一桶水來代替。

把要丟的東西準備好一小堆以後，就一顆接著一顆拿起，把你想要釋放掉的思維或情緒，指定到石頭或其他東西上。慢慢來，等準備好以後，用最合乎你心意的力量把那東西丟進水裡，並將連結在那東西上的能量隨之釋放掉。

就在這種技巧成為我最愛的舒壓技巧以後，我在一篇文章上讀到類似的概念。在俄亥俄州立大學的一份研究報告中，⓯研究人員發現，在人們將自己的思緒寫在一張紙上，並將那張紙丟棄以後，他們在心理上也會把那些思緒一同拋棄掉。

我相信這是一種有效的能量技巧，因為我們藉此在跟潛意識示意，要它把那個思維或情緒的能量釋放掉。所以就盡情地丟吧！反正你丟掉的，不過是些自己不需要的能量罷了。

可以考慮清除掉的能量

負面想法循環，通常源自我們沒有釋放掉的信念或未處理經驗。為了要釋放掉它，你可以把注意力放在那些思緒上，並找出其核心。你在反覆思考些什麼？這個經驗是可以清除掉的嗎？你認為負面能量就源自該經驗嗎？深入探索這些思緒，可以引發巨大又正面的能量轉變。

三心法

目前為止，你已經學會四種主要技巧了，包含胸腺測試及拍打、情緒釋放技巧、情緒清掃與脈輪拍打。如我先前所提到的，使用這些技巧，能夠幫助釋放你在這一個章節裡學到的各種不健康的情緒模式。

三心法是另一個我認為非常重要的技巧。它是第五個（也是最後一個）你會學到的主要技巧。能夠習

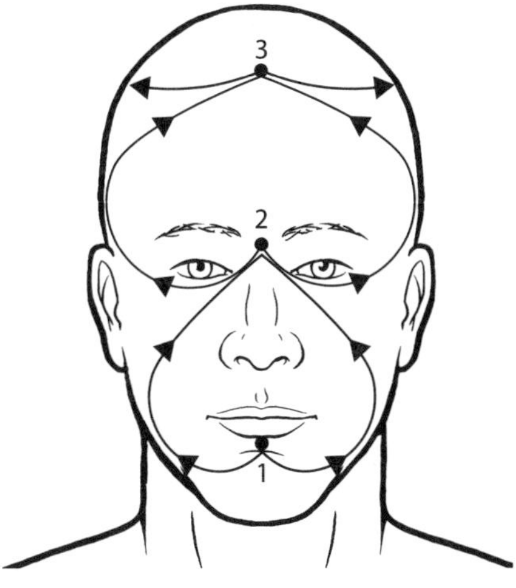

三心法

得三心法，是來自高靈的引導。

那時，我正處在一段艱難的時光中。一天晚上，我人躺在沙發上，頭懸掛在靠墊外頭（我常會做這姿勢）。忽然間，我自然而然地開始用雙手在我的臉上畫三個顛倒的心形。那動作幾乎是不自覺的。我不知道自己在做什麼，但我可以感受到體內的能量一定在做些什麼。

在我開始探索並使用這個新技巧以後，證實了它的效用非常強大，能夠釋放掉那些跟沒完沒了的負面想法有關的、儲存在我體內的情緒能量。大腦負責處理情緒，情緒的表達則主要受限於臉部。皮膚底下的肌肉動作能造就各種表情。特定的臉部表情會對應到特定的情緒。而就如我們所知，**情緒就是能量。**由於我們的細胞跟肌肉有「記憶」，因此合理來說，**一些會造成負面想法的能量，很容易儲存在有最多表情的地方。**

心的形狀象徵了愛，具有非常強大的治療振動。用手指畫過眼睛及嘴巴周圍的同時，我們也涵蓋了臉部表達情感的主要區域。本質上來說，我們是在用愛，來把面部後方的負面想法「消除掉」或「找出來」。很重要的是，心形一定要上下顛倒，這樣「尖端」才能總是引導老舊的能量離開身體。到第三顆心時，我們特別要把它畫在頭頂上，因為那裡是處理情緒的地方，然後在後腦的地方收尾。

再次重申，尖端的方向很重要，因為我們要把那些能量拋在腦後，這個動作象徵了要把那些經驗及相關的情緒都變成過去。從能量體的角度來看，記憶及思緒——包含那些負面的在內——就是應該要儲存在那裡。如此一來，才不會產生負面的影響。

為了要告訴你這個技巧如何使用，我將以負面想法循環當作例子，帶你操作一遍。在那之後，我將告訴你一些訣竅，讓你能將三心法應用在清除其他能量上，諸如未處理經驗跟有害信念等。

步驟一：評量強弱——閉上雙眼，把注意力集中在負面想法上。分數一到十，給這個負面想法對你的影響有多強評個分，十分是最強。如果你可以找出這個「感受」位在身體的何處，那就同時也記住這點。你現在的情況如何並不重要。重要的是你已經對自己的出發點有了想法，因此在你清理負面想法經驗時，就能衡量自己的進度。

如果你有許多無法歸類在一起的負面想法，你可以讓它們一起跑過自己的腦海，或者也可以將注意力一次放在一個想法上，每次要使用三心法時，就只處理一個思考模式。你可以兩種都試看看，看哪一種最適合自己。

步驟二：畫心——一如三心法的圖解，閉上雙眼，在畫心時，把注意力集中在負面想法上。如圖所示，用中等的力道，在臉上畫三個顛倒的心形。用雙手同時在臉的兩側做同樣的動作。

在一次畫完三顆心以後（這樣算做一「輪」），你要繼續畫，總共要畫四輪，共計十二顆心。我沒辦法用邏輯來跟你解釋為什麼要畫十二顆，但透過許多次的肌肉測試，我發現這是一個神奇的數字！

要畫第一顆心時，用所有的指尖，以下唇作為起始點。將手指移往下巴，繞圈，沿著臉頰上去，停在第二個起始點——鼻樑處。要畫第二顆心時，從鼻樑開始，往下繞雙眼一圈，再往上去到額頭中間點，也就是髮線的位置。要畫最後一顆心時，用類似的方式往下繞額頭一圈，然後沿著頭顱的兩側上去，經過太陽穴，在後腦的地方收尾。畫三顆心的動作，都要流暢而不間斷。

要把思緒沉浸在想要清除的問題上。讓所有的情緒都浮現，任由該問題在腦海裡重現，留意任何該經驗的細節。

步驟三：檢查——休息一下，打開雙眼，張大口深呼吸幾次。閉上雙眼，現在，再次評量那些負面想法的強度。它們帶來的影響是否減弱了呢？有覺得情緒比較不容易被牽動了嗎？重新用一到十的分數，來衡量它們的強度。

步驟四：繼續下去——同樣的程序再多做個幾分鐘。你愛做多久都可以，每做幾次就休息一下，一定要深呼吸，好讓身體有時間去處理那些能量。

針對負面想法循環的部分，你通常得花上一些時間才會注意到有所改變。你也可以試試看就這麼過一天，看看情況變得怎麼樣。每當處理完負面想法循環，我常會想自己是否真的清除掉了任何東西，但後來就會忽然意識到，這麼做真的很有效。

雖然這個技巧或許看起來很簡單（對，真的有個案跟我抱怨過！），但可是超級有效呢。別擔心它「簡單到不像會有什麼用」。你剛好可以藉此練習讓生活過得簡單一點。

訣竅：記住，多數不健康的情緒模式，都會連結到有害信念或未處理經驗去。舉例來說，如果你會沒辦法克制地不停去想老闆上禮拜對你說的那句惡毒的話，那麼你就該去處理那個經驗，或者去處理因此而會讓你聯想到的那個更早的經驗，這麼做對你有好處。或者，你也可以去找出並清除掉會讓你產生這種想法的信念，例如「我在職場上一無是處」。

再者，你已經知道那些可以用來對付未處理經驗（ＥＦＴ）及信念（脈輪拍打）的技巧了，你現在也可以試著用三心法來清除掉它們。

以三心法來著手未處理經驗，只要把步驟一跟步驟二裡的注意力，從特定的負面想法，換到未處理經驗上就可以了。試著去使用我們之前聊過的玻璃膠囊比喻，確保注意力要放在所有跟該經驗有關的細節上（畫面、聲音、氣味，等等）。

若要用三心法處理信念，就得使用類似脈輪拍打的程序，但就不用拍打脈輪點，而是以畫三顆心來代替。記得要用肌肉測試去問問——一如你要清理任何信念時會做的一樣——自己是否需要先回去著手某個未處理經驗。要是沒那個必要，在畫心時，你可以跟在做脈輪拍打時一樣使用預備句，或者，你也可以什麼都不說，僅試著把注意力放在該信念之上。再次重申，你要把三心法變成自己的東西。

Chapter 10

找出真正的恐懼

每個人都必須正視自己的恐懼，必須跟它面對面。
如何處理恐懼，決定了我們往後的日子要怎麼過。

——茱蒂．布倫（Judy Blume），
《老虎的眼睛》（*Tiger Eyes*）

人們常問我，如果要讓我選，我會認為什麼是導致病痛出現的主因，我立刻會回答：恐懼。恐懼既不負面，也不邪惡，可是我們使用恐懼的方式全部都錯了。在我們的生命當中，沒有比恐懼更時時存在且又具破壞力的東西了——它是一種跟健康完全相反的能量。幾乎每一個考驗，都可以追溯到害怕自己到頭來會不安穩地在這世界上活下去（生理或心理上）。

在這個章節中，你會學到恐懼究竟是什麼、其成因為何，以及它會如何在我們的人生中出現。接著，我會跟你分享徹底對付恐懼的兩個步驟：

- **清除導致恐懼的未處理經驗及信念。針對每一種恐懼出現的可能形式，我都會提供建議，讓你知道可以清除掉哪些相關的東西。**
- **使用技巧來重新設定身體的恐懼反應。**

在本章結束之前，你會學到幾種很棒的技巧喔！

什麼是恐懼

我認為，在一定程度上，於所有的病痛中，恐懼都是不可避免的要素之一。在我們的人生中，恐懼或許是我們最常擁有的能量，從我們的孩提時代起始。小時候，父母總會出於好意地叫我們要小心，告訴我們不要跟陌生人說話，並說服我們如果不乖，聖誕老人就不會過來了。有時，我們甚至會從父母的身上繼承到恐懼。我們住在一個充斥「恐懼滋養者」的世界——大眾媒體、關心我們的親朋好友、我們崇敬的對象例如醫師或律師，名單上還有很多很多人。在生活的每一個空間中，我們都被各種教導我們需要恐懼的訊息轟炸。

有趣的是，你釋放掉越多恐懼的能量，你越會清楚看見恐懼主導了你身旁的其他人。你越無懼，甚至有可能還會激起他人的恐懼，因為這種行為跟我們一輩子的待人處事有所衝突。事實上，我們做決定的出發點，常是恐懼。如果你花個一分鐘，想想自己所有那些根基於恐懼所做出的行為跟決定，八成要不了多久，就會發現自己的人生有多大程度是因恐懼所驅動，其中包含：因為怕找不到更好的工作，所以就接受了眼前的工作選擇；因為怕不從會有壞事發生，所以聽從醫生的建議；因為害怕失去心愛的人，所以不敢說出真相等等。而在攸關生死存亡的事情上，恐懼會顯現最猛烈的力道：人際關係、金錢以及健康。

在許多案例中，除非情況真的很危險，否則恐懼不過是一種沒有價值的能量。它是一種經常失常的指標性系統。剝除掉恐懼的層層面紗之後，其實就是源自於對生活極度缺乏安全感，而產生的身體反應。這種反應可以連結到對抗、逃避或僵住不動反應模式，負責處理這種反應的是三焦經（也就是你內在的「熊爸爸」）。我們早先在第二章的時候談過了這個部分。

什麼造就了恐懼

不管恐懼是用怎麼樣的形貌出現，它們之所以會揮之不去，通常有兩個原因。

首先，你的身體認為恐懼反應的存在有其道理。這就意味著，你的身體裡存在著可以當作「證據」的有害信念及未處理經驗。

第二，恐懼是一種能量模式。它很可能已經在你的身體系統裡，反覆出現了好些時日。所以恐懼反應有可能無意識地就會啟動。知道它的成因，能幫助我們慢慢清除掉這種模式。在持續清除掉導致恐懼出現的未處理經驗及有害信念後，你就完成了這個工作的一大部分。你在清除的是恐懼的根源，或說是「證據」。但你也需要知道一些能夠真正改變這種能量模式的技巧。

由於恐懼模式很容易就會出現，因此你必須要做特定的事情，來重新訓練自己的身體，或將這種模式重新導向。你得要像跟朋友合作一樣，跟三焦經一起來做這件事，同時要有耐心，心態也要柔和。

如果想要豐富自己的生命，我們得要找到一種穿越恐懼的方法。要讓自己的身體進入放鬆的狀態，我們就一定要清除掉這種恐懼能量。

恐懼經常出現的方式

你此刻或許正坐著在想：「我不是個會害怕的人。」但恐懼比害怕要龐大許多。透過明確指出恐懼出現的各種方式，我希望你能夠發現，認真去處理這件事情有多麼地重要。

只要跟著我的腳步就好。讓我們來一窺你的大腦，看看是否能夠找到這些常見的恐懼。接著，我們就會來著手將它們釋放掉。

不敢做自己的恐懼

關於這件事情，我們已經談了很多，但我認為它的重要性值得我們再談一次。身為人類，我們最深的恐懼都環繞在不敢做自己一事之上。而這些恐懼都緊緊地與我們最早開始聊這件事情時的核心恐懼相關：害怕自己到頭來會不安穩地在這世上活下去（生理或心理上）。不敢做自己的主要原因，可以歸結到下面的這些問題：如果做自己，生活會不會變得很不安穩？如果做自己，會不會就沒有人愛我？

在做本書中的許多練習時，無論是清除未處理經驗、有害信念或其他能量，同時間你也都在清除圍繞著恐懼的能量。你要持續留意是否有出現與恐懼相關的觸發點、根源及能量，腦子裡也要有強烈的意向：是時候拋下它繼續前進了。

無法掌控人生的恐懼

待在印度的第一個禮拜，在知道了更多跟自己有關的事情的同時，我痛苦地意識到，自己不敢相信生命之流的恐懼。這個如此美麗的國家用愛來環繞我，讓我有機會重新開始自己的人生，也把我的理性逼到了極限。

蓮蓬頭的水溫頂多微熱。天氣溼悶炎熱，街道上的人群卻緊緊地擠在一塊兒，同時還有沙塵如龍捲風一般席捲而來。狗隻整晚吠叫，喇叭聲一秒也不停歇。文化跟語言的隔閡，讓我第一次嚐到孤絕的滋味。有一隻老鼠住在我的病房裡。多數時候，我都覺得自己在緩緩死去，我沒辦法知道這裡的治療是在殺害我還是拯救我。

我進入了這座由混亂與不確定所掌控的城市，準備好跟以往一樣掌控自己的人生，但這座城市卻像吐口香糖一樣，把我吐到了破碎的人行道上。最後終於接納了我的印度，不是一個你能夠試圖去掌控的地方。但我嘗試過。

無法掌握人生的恐懼，源自擔心「事情除非完全照我們的期望或需要去進展，否則就會出問題」，以及／或源自一股欠缺的能量——覺得金錢、支持、關愛、安全感、或其他的東西不夠，所以我們得把一切都握在手裡，日子才能過得安然無恙。但如果我們能暫時把美麗的人類自我放在一邊，想想或許到頭來一切都會沒事呢？想想當我們允許，宇宙、神明或我們與之有共鳴的高靈，或許本來就有打算要幫助我們？終於不再恐懼生命以後，我注意到自己有了極大的轉變。我學習到，**去相信我的夢想與生命中**

注定發生之事若是一致，那麼夢想將以千百種不同的方式來找到我。

抱持著無法掌握人生的恐懼而活，就好像想用划槳的方式將一艘獨木舟逆流而上，而非讓順流的河水幫助你輕鬆地往下游漂去。河水有其流動的方式，也願意免費載你一程，但你卻想用自己的方式去前進，對不對？你想要掌控每一個划槳的動作。你可以找出一百萬件讓自己覺得不安全的事。你可以這樣維持多久？還有，要是你心之所繫的那罈難以企得的黃金，其實是在河水的另一個方向怎麼辦？只要……把那些……該死的……槳……放開……就好啦。你的身體會感謝你這麼做的。

發自身體核心深處的去學習並擁抱這樣的信念：無論情況如何進展，你都有辦法去處理。你會活下來。你會活下來。你會活下來。你可以放開那些槳並安然無恙。**試圖去掌控生命的一切情況，只能讓自己獲得暫時的安全感**。知道無論情況如何，你都能平安地走下去，能夠創造出一種長久而真實的安全感。

當你覺得自己深陷泥沼時，不妨捫心自問：**「我之所以會卡在這裡動彈不得，是因為意圖拖著事物朝自己所預想的方向移動，而非讓事物順著它自己的軌道往前流動，才會引起的嗎？」**

我常說，當你順著生命在往前流動時，你會知道。換句話說，每當覺得生命難以面對，你八成就是在逆流而上，而無法掌握人生的恐懼挾持了你的雙槳。決定權永遠都在你手中：你要抵抗，還是順流？

可以考慮清除掉的能量

以下是幾種負面能量（我們全部都已經學過了）的範例，這些能量可能跟無法掌握人生的恐懼有關。

未處理經驗：

- 你放鬆了心神，而有些不好的事情發生了的時候。
- 有人因為事情搞砸了而怪你的時候。
- 你讓某些人失望，而他們要你付出代價的時候。
- 你面臨了食物、金錢、關愛或安全感不足的局面（控制一切的心態看起來似乎是個防止類似情況再發生的好方法）的時候。

有害信念：

- 唯有掌控了局面，我才會有安全感。
- 有錢才會有安全感。
- 資源不夠我分配使用。
- 我得要確保事情不會發生變化。
- 我可以確保壞事一定不會發生。
- 我沒辦法處理負面的情況。

不敢讓他人做自己的恐懼

相較於試圖掌控自己的人生，試圖掌控他人的人生所引發的悲劇不會比較小，甚至可能還更大。你可以盡己所能地去干預、介入，並正當化自己的行為，但下場肯定不會太好。改變他人的人生壓根就不是你的責任或權力。

以下是一些我們意圖改變他人人生的範例：

- 在別人不需要幫助時，伸出援手。
- 必須透過幫助他人的行徑來覺得自己是個好人。
- 縱使代價是自己的健康，也要幫助別人（「過度熱心」）。
- 為了尋求內在的祥和，需要從他人身上獲得某些東西（原諒、承認或認可）。
- 需要別人符合一定的行為舉止，自己才能安心或快樂。

若你對上述的任何心態不陌生，你就是在虛耗自己的能量。不管出於任何理由，你都沒有資格去干涉他人的人生道路。**要是我們對自己百分百誠實，通常就會發現，之所以會想要控制他人，歸根究柢就是出於恐懼**。這些恐懼會讓我們裹足不前，我們或許會害怕，他們把事情搞砸了，我們就得去善後；我們或許會害怕，如果他人沒有承認或負起傷害我們的責任，被怪罪的一方就會變成我們；我們或許害怕，我們會沒辦法從他人手中，得到自己需要的東西，最後害自己受傷；我們或許害怕，他們到頭來會在沒有必要的情況下，傷害到他們自己。這些心態我都能夠理解，但卻也都不健康。

當人們要愛你，他們會用自己知道的方式來愛你。如果把注意力放在他們少做了什麼或沒用什麼方式去對待你，只會讓你的人生過得不舒服而已。或許你會覺得他們不夠支持你，或不夠同情你，或總是會在錯誤的時刻說出錯誤的話。

但事實上，這不是你能夠決定的。我們都有去愛的能力，但我們去愛的能力的強弱跟意願人人不同。**如果想要徹底解放自己，你得要停止去要求他人依照你的心願去行動，不要去預設他們可以怎麼做或應該怎麼做**。當然，你絕對有資格從任何不健康的關係中脫離出來，但試圖去改變另一個人，則是錯誤的做法。

成長過程中，在我爸媽的家裡，擺了張跟玩偶差不多大小的、搖搖晃晃的紅色古董椅。椅子的漆皮已經剝落，可以看得見裡面那些老舊又有磨損的木頭。我媽總喜歡這種老早就該退休的東西，而不管我們如何恥笑那張椅子，每次搬家時，它依然都會跟著我們去到新家。就連我們長大離家了，這張紅椅子依舊擺在老家裡。

有一天，當時我不僅健康狀況變差了，感情關係也有了問題，因此我活得非常煎熬。此時，我爸把那張快要解體的椅子搬到了我正在坐的位置的旁邊。那時的我已經長很大了。他把椅子放到我面前，然後問我：「這是什麼？」

「一張蠢斃了的紅椅子，」我說。

他點頭表示同意。「現在，試著把它想像成一張藍色的大椅子。」

「爸——」我哀求道。「我辦不到啦！」

「再努力一點。想像它是藍色的。」

「爸，拜託……」

他繼續鼓勵我。「集中精神，專心一志，找出辦法。」

「我不行，我不行啦！」我終於放聲尖叫。

他在那張椅子旁邊坐了下來。「就是這樣，寶貝。你沒辦法。這是一張紅色的小椅子。不管你再怎麼希望它變成藍色的、變得很大、變得更堅固，都不可能。它唯一的能耐就是當張紅色的小椅子，你再怎麼努力都改變不了這點。」

人們就跟那張椅子一樣。在紅椅課程結束以後，每當我在人生中，碰到教我沮喪，或讓我失去重心的情況時，我就會溫柔地看看自己，是否正試圖把紅椅子變成藍色。猜猜看怎麼樣？總是如此。

你得要讓他人做他們自己，這不單是為了他們好，也是為了你那脆弱的靈魂好，因為它再也承受不了操控他人的重擔了。他們或許沒辦法成為你喜歡的人，甚至可能還是混蛋。但就算他們是混蛋，你還是可以過得好好的。

唯有經歷失敗的感情關係，我們才能得到成功的感情關係；要不是因為生病，我們不會去思考自己真正的想望，以及什麼對我們來說才重要；哀傷提醒我們自己是人類，也讓我們知道，就算面對無可避免的失去，我們依然可以存活下去；例子還有太多太多。**迴避痛苦，只會讓受苦的時間延長而已。**

在人生當中，我們耗費了許多沒必要的精力，除了在試圖逃避自己的痛苦之外，也在試圖幫助他人逃避他們的痛苦，或意欲讓他們免於痛苦。痛苦是生命的一部分，而且也不是壞事。**逃避或試圖結束他人的痛苦，而非讓痛苦存在，是一種具破壞性質的情緒模式。**

對受苦的恐懼有許多種呈現的方式，其中一些範例包括覺得他人的感受是自己的責任、覺得自己有責任確保他人的人生順遂平靜、逃避痛苦的情緒、沒有專心照顧自己、認為自己比對方更知道什麼對他們好，以及覺得自己要拯救那些痛苦或犯了錯的人。

很重要的是，要記住，就跟你一樣，別人也有能力承受他們自己的痛苦。這是人生必要，且會帶來益處的一部分。**過度保護他人時，我們會虛耗自己的能量，還會奪走他人受苦的經驗。如果讓他們去承受那所有的痛苦，他們將從中獲得許多好處。**

在人生當中，我們不單有義務做到自己的最好，也要幫助別人做到他們的最好。而有時候，人的成長來自徹底的痛苦經驗，這是正常人生的一部分。退縮不敢面對痛苦，我們就等同於在背叛自己，而這也是我們所能犯的最大錯誤。這麼做會讓身體感受到嚴重的壓力，而我們也不是在幫忙那些我們試圖拯救的人。

這個概念是我住在德里的時候，才清楚意識到的。醫院的正面，有一扇玻璃落地拉門。因為病得太重而無法離開醫院時，我就會坐在那扇門的前面。有好幾個禮拜的時間，我都看著一個男人不用雙腳經過醫院前方。他會以臀部為支點，利用手臂去移動，有力的拳頭則拖著他經過人行道與砂土。他的長褲磨成了一條條破布，他的手掌因割傷而腫脹。

我躺進自己的椅子裡，心想他怎會落到這步田地，而他又要去哪裡。最後，我問大廳裡的其中一個醫生，那個男人為什麼不買張輪椅。「噢，女士，輪椅太貴了。」一張輪椅要價大概是七十五美元呢！

我的老天啊，這個男人的痛苦只要七十五美元就能解決，我心想。我決定要買張輪椅送他。我要醫生去外面跟男人說關於買輪椅計畫的事，因為我很確定他不會說英文，而我關於印度語的知識可說是少之又少。醫生快速跑下階梯，在男人面前蹲下，我則滿心期待地看著這個畫面。

簡單講幾句話以後，醫生回到醫院裡來，說：「他和善地婉拒了你要送他輪椅的好意。」我震驚到說不出話來。醫生解釋說，那男的問他，這樣移動有什麼不好。「他覺得沒什麼不好，女士。這是他的人生，他很快樂。」

我胸口一沉，彷彿體內的西方自尊掉出來撒了一地。在男人自己的眼中，他沒什麼不對，該改變的人是我。

雖然行善顯然是件非常正面的事，但整件事情之所以會這樣發展，是因為我需要看到這個男人的人生能過得好些——然而後來卻得知，他根本不以為意！

從那天起，我的心態從忙著試圖拯救他人或自己於苦難之中，轉變為平心靜氣地認為苦難是人生的一部分。心態的轉換，給我帶來了莫大的幫助，而我敢說，這個故事也能對你有些幫助。

可以考慮清除掉的能量

我們對疼痛及受苦的信念，通常直接傳承自父母對疼痛及受苦的感受。我們對苦難的認識，也很容易會受到宗教教育的影響。以下我提供了一些想法，讓你知道在對受苦的恐懼一事上，我們可以清除掉哪些東西。

未處理經驗：

- 當你關愛的人受苦，而你覺得無助的時候。
- 當你在受苦，又覺得自己無法逃脫苦難的時候。
- 當身旁的人讓你覺得你理當受苦的時候。
- 當你覺得受苦是懲罰你之前犯下的罪孽的時候。
- 當你愛的人（可能是爸爸或媽媽）逃避痛苦感受的時候，或他們讓你分心，使你無法去面對自己的痛苦感受的時候。

有害信念：

- 原諒他人是我的職責。
- 別人沒辦法像我一樣承擔痛苦。
- 沒有人應該受苦。
- 總是得要有人受苦，所以那人可能是我。
- 受苦是不好的。
- 如果受苦，我會死。

恐懼自己不完美或不夠好

目前為止，在我的個案裡面，情感及身體的症狀最嚴重的，都是那些極度鞭策自己的人——通常都是因為覺得自己不「完美」或不夠好（意味著他們有為自己設立一個完美的標準，沒有達到就不夠好）。兩者其實沒什麼不同。通常變得夠完美（或夠好）等同於要得到他人同等分量的喜愛。我們認為自己要完美才會有人喜愛。把對自己不完美的恐懼想像成鴨媽媽吧！也就是，領隊。其他關於怕被評判或被排斥的恐懼，就像跟在後面的一群小鴨子。它們就像膠水黏著一樣彼此相連。

害怕自己不完美的恐懼，可能源自你對自我的期望，或者是你將他人對你的期望，內化成了自己的期望。這種思維模式源於何處並不重要，重要的是，我們要花最大的時間跟精力去改變這種想法。如果遭到這種恐懼的支配，我們就會沒辦法做自己、擁抱自己、愛自己。兩者無論如何都無法共存。我們一定要學著對自己寬容些，這樣才能快樂又健康。而健康跟快樂是我們很重要的目標。

當我們因為非常恐懼自己的缺點，從而持續鞭策自己，會怎麼樣呢？

江本勝博士的研究顯示了，讓水分子（就如構成你體內的那一大堆成分一樣）接觸負面想法一段時間，會發生怎麼樣的事。就連把一些負面的字詞寫在紙上後，黏貼在瓶子上的這種小動作，都會對水分子的結構產生極大的負面影響。而要是這種自我批判的能量隨時都出現在你的體內，會怎麼樣？如果思緒是我們的領袖，我們要怎麼期盼一個隨時都在批判自體不夠完美的領袖會帶來任何好事？又或者，如果這是一個會把他人的批判視為事實的領袖呢？沒錯。我們的確不會快樂。縱使我們有許多糟糕的缺點，我們依然一定要愛自己，並確保身體覺得被愛，這樣才能喚起正面的改變。就算在做這件事情的時候，我們也不需要追求完美，只要盡最大的努力就可以了。

普遍認為，愛的能量振動是世界上振動頻率最高的。因此可以合理認為，縱使有著「種種缺點」卻依然愛自己的行為，對我們的整體健康有好處。此外，就我所知，愛永遠不嫌多，因此愛自己是一種非常安全的行為。

簡單來說，所謂的愛自己，就是要把自己當成一般人來對待：能夠自嘲、把事情搞砸時聳聳肩、讓自己休息一下，及意識到真實的自己沒什麼不好。但要能這麼做，你得要先拋棄掉原本的龐大心魔：「你應該，或甚至有辦法完美」的假設。同時，**你一定也要放棄不再去追求成為別人眼中完美的自己**。

愛自己是一種自然會湧現的心態，即便有時湧現得比較緩慢，看似一鍋永遠不會沸騰的水一般。前一分鐘什麼也沒有，接著就開始冒出了第一顆泡泡。只要等到第一顆泡泡浮出來，那就沒問題了。而一旦這種心態開始產生，我們就會變得不再那麼害怕自己達不到完美的標準，不再會像之前那樣追求完美。我們活著就該努力去做自己，就算害怕別人不喜歡，也應該要這麼做。

我們必須允許自己去當個充滿缺點的凡人，並且擁抱那樣的自己。清除掉未處理經驗跟有害信念，能夠讓我們更容易去做到這件事。

可以考慮清除掉的能量

找出並清除掉會加深對不完美的恐懼的相關「證據」，會是個很棒的開始。以下提供一些想法，讓你當作出發點。

未處理經驗：

- 當有人因為你犯錯而發飆的時候。
- 當你發現自己的價值在於當個「好女孩」或「好男孩」的時候。
- 當有人因為你沒照他們的要求去做事而懲罰你的時候。
- 當你因為表達自我而覺得受到評判或排拒的時候。

有害信念：

- 如果我不完美，就會有不好的事情發生。
- 沒有人會喜歡真正的我。
- 如果不完美，我就幫不上任何人的忙了。
- 除非完美，否則我會被他人排斥。
- 我得要當個完美的＿＿＿＿＿＿（母親、妻子、職員等依此類推）才能愛人／被愛。
- 如果我沒有他人想像的那麼「完美」，我就誰都不是了。

源自恐懼的環境反應

就像你會對食物或其他材質產生反應一樣（過敏是個很好的例子），你的身體可能會因為恐懼，而對周遭環境裡的任何東西產生反應。這些東西包括食物、材質、人物、地方及物品等。之所以會產生這種反應，是因為你的身體待在一個令它害怕的地方，或是因你所接觸的東西，而讓身體產生防衛心態。我還見過人們對自己的母親、金錢、特定顏色，還有許許多多的東西產生負面的能量反應呢！這個反應只是表示說，你的身體認為這個人、這個地方，或這個東西，對你來說有危險。這種情況很常見。

恐懼反應是一種能量失衡，能引發幾乎體內的任何「症狀」。我舉幾個簡單的例子吧，包括覺得不踏實跟「不像自己」、頭痛、發癢、疲勞跟恐慌。會有這些感受，是因為你在某個時間點接觸了一個人、一個地方，或某樣東西，而與此同時，你則感受到強烈的情緒或壓力——不管跟該人、事、物有沒有直接關係。

讓我來解釋一下吧！假設場景發生在家族聚會的時候，因為這種例子我已經見過太多太多次了。時間是感恩節，每個人都坐在咖啡桌旁聊天。這時，你的哥哥比利開始嚷嚷他的政治觀點，而你正在大口吃著巧克力杏仁球，同時心裡想著，不知道什麼時候，他會跟平常一樣開始抨擊你的觀點。隨著恐懼逐漸增加，你體內或許有個信念就會因而被觸發，例如「要是比利不開心，我就會有麻煩。」或者你可能會潛意識地想起自己很久以前曾跟他吵過一架（一個未處理經驗）。在這段時間裡面，你的身體變得越來越有壓力。

雖然你真正的不快源自家人間爭吵的可能性，但你的身體卻決定把過錯都推到你正在吃的巧克力杏仁球上，因為彼時你剛好接觸到了這樣食物。接著，你的能量系統會創造出一個程序，來讓你接觸到巧克力及杏仁時，身體會做出「反應」，以防止你再次感受到相同的壓力。又或者，它可能不會連結到巧克力或杏仁上，而是「怪罪」你哥那隻在屋裡跑來跑去的狗。因此，往後你就會對狗產生反應。

我再舉個簡單的例子。在家裡最近養了一隻新的小貓以後，我立刻開始覺得疲倦、頭暈。在意識到自己的反應其實源自我們以前養的那隻毛茸茸的寵物小史丹利以後，我就著手清除了這種反應。我釋放掉了因飼養新寵物的責任所引發的恐懼，也清除掉了跟先前的寵物有關的兩個未處理經驗。不出幾個小時，症狀就幾乎完全消失了。如果你的身體系統發現有東西會對你造成危險，它就會產生這種負面反應，好讓你未來能夠遠離這些人、事、物。這其實不過是一種搞錯目標的保護機制罷了。

如果你的情緒能量沒有獲得妥善的承認及處理，你的身體就會產生極大的壓力，導致它變得恐懼，或對接觸到的任何東西有負面反應。許多這種負面反應，會在你著手解決未處理經驗跟有害信念後被清除。然而，你也可以直接去處理它們。

如何清除恐懼

要清除這些反應可能會有點複雜，但我想提供你一種基本的技巧，這種技巧通常很有效。雖然要找出這些反應背後的成因沒有明確的一套做法，但大量的猜測及肌肉測試會有幫助。

使用肌肉測試去問：「是否這個＿＿＿＿（人、地方，或東西）會讓我的身體產生負面反應？」接著，就像我們先前所做的一樣，用肌肉測試去問，在清除這個負面反應之前，你是否需要知道更多相關的細節。

如果答案是「對」，你就很有可能要用下列方法的其中一種來著手：

- **找出源頭以後，利用胸腺測試及拍打跟／或EFT清除。**
- **找出導致恐懼產生的有害信念，例如「杏仁是一種危險物品」，接著利用脈輪拍打去清除。**

如果答案是「否」，那就表示說，你不需要知道更多該反應背後的成因，就能順利清除掉它。以下，我將提供一份快速的ＥＦＴ拍打腳本。利用它，我能夠非常順利地清除掉各種源自恐懼的身體反應。文字你都可以更動，只要描繪的畫面不變就好：身體會因為某種物質或問題而產生反應。身體不喜歡這種人、事、物，會變得過度防衛，同時覺得不安。如果會讓你產生反應的是某種可以觸碰得到的東西（例如某種食物或布料），那麼在使用這個腳本時，記得把這種東西放在你的大腿上，這會有幫助。

手刀點：雖然我對______會產生反應，但我選擇改變這個模式。重複說這句話三次，同時持續拍打手刀點。

其他拍打點：

頭頂：我的身體不喜歡______。

眉毛：我的身體真的很害怕______。

眼睛外側：因為某些原因，我的身體不喜歡______。

眼睛下方：我的身體會對______很警戒。

人中：我的身體覺得這個東西很可怕！

下巴：這個______對我來說很危險。

鎖骨：我的身體沒辦法應付______。

手臂下方／身體側邊：我的身體會對＿＿＿＿產生強烈反應。

手掌上方：繼續拍打，同時按照下面的方式去做：

閉上雙眼，打開雙眼，眼睛往下看以後往右看（頭不要動），眼睛往下看以後往左看（頭不要動），眼睛轉一個大圓圈，然後再轉往另一個方向，哼唱幾秒鐘的歌（任何歌都行！），大聲快速數到五（一、二、三、四、五），然後再哼個幾秒鐘的歌。

指尖：我的身體不喜歡＿＿＿＿。

我的身體真的很害怕＿＿＿＿。

因為某些原因，我的身體不喜歡＿＿＿＿。

現在，我已經準備好要跟＿＿＿＿當朋友了。

我完全可以跟＿＿＿＿共處。

回到手刀點：現在，我的身體可以自在地待在＿＿＿＿旁邊了（這句話最好再重複說個幾次，同時持續拍打手刀點）。

整個流程如果再多做個幾次，效果會更好。

在完成清除的動作後，一定要檢查看看是不是真的有清除成功，這點很重要。要確認自己的任務有沒有完成，最好的方式，就是再次利用肌肉測試。我通常會用下面這句話去測試：現在，對我來說，這個＿＿＿＿＿＿是百分之百安全的。

如果身體給你的答覆是「對」，那麼這個人、事或物應該就不會再讓你產生負面反應了。如果可以的話，最好等過了二十四小時以後，再次去接觸那股反應能量。

此外，當你下一次要接觸該反應能量時，建議最好在接觸前跟接觸後，用約一分鐘的時間拍打ＥＦＴ拍打點。你什麼也不需要說；只要在那個能量在場的情況下，拍打你的拍打點就好，這樣能讓你的冷靜及平衡狀態更形鞏固。只有在清除過後的初次接觸時，才需要這麼做。

當你突然對例如特定食物或物質產生負面反應時，也可以利用ＥＦＴ拍打點來緩解這種反應。透過拍打這些拍打點數回合（拍打時不用大聲說些什麼），我幫助過人們舒緩了舌頭腫脹、臉部發癢，以及身體發疹。拍打能夠有效地讓能量系統平靜下來，尤其是你還在決定自己是否需要任何醫療協助的時候。

雖然我幫助了許多個案成功清除掉各種嚴重的負面反應，但如果有任何人、事、物會激起你的身體產生強烈反應，我不建議你單純僅仰賴這個流程就想去處理。過敏反應是醫學疾病的一種，症狀有可能會相當嚴重，因此處理時，最好額外小心。

訣竅：你不需要去擔心是否每當自己面臨壓力，就會產生負面的環境恐懼。這是整個自癒之旅的重點。我們要從體內去改變自己與壓力、混亂……等等情緒的關係。如此一來，我們的能量系統，就能夠更順利地去處理各種事情，而我們的身心靈也將變得更健康。

透過去探索恐懼可能在你的生命中用各種不同的方式出現一事，現在的你大概已經能夠用一種全新的角度，去看待恐懼了吧。我已經提供給了你一些想法，讓你可以去解決掉未處理經驗跟有害信念。而這麼做，能夠幫助你消除恐懼。

接下來，我們將進一步鑽研清除的程序。

如何徹底處理恐懼

儲存在體內的未處理經驗跟有害信念能連結到恐懼去。換句話說，即便原初的恐懼狀態或許早已結束，引發恐懼的經驗及信念依然會留下來，讓身體「證明」我們仍須害怕某種人、事、物。這些信念跟經驗事實上成了「恐懼的觸發器」。**清除掉這些會觸發恐懼的經驗跟信念，是徹底清除恐懼的第一步驟**。在面對恐懼時，我們的身體也會出現一種生理反應（就是對抗、逃避或僵住不動反應），而這種反應模式有可能非常根深蒂固，難以撼動。身體得要冷靜下來，重新訓練自己的反應模式，改把這些能量拿去做其他的事情，而不是再繼續做一件它可能已經做了非常久的事。

改變身體對恐懼的生理反應，是徹底清除恐懼的第二步驟。我見過許多「戰勝恐懼」的計畫之所以會失敗，就是因為忽略掉了其中一個層面。讓我來清楚又詳細地跟你說明我們要如何透過兩個步驟，來達到成功清除恐懼的目標吧。

步驟一：清除恐懼的觸發器

我們現在已經知道所有會導致恐懼出現的東西了。記住，每一個恐懼幾乎都源自同一個核心：你擔心自己到頭來可能會活得不安穩。所以，你只要去想哪些事情會讓你出現這種感覺，那麼你的方向就一定不會錯。要處理恐懼，清除掉這些根源，是整體過程中很重要的一部分。我們將使用你已經學過的技巧，來釋放掉有害信念及未處理經驗。

以下逐一說明流程：

- **清除未處理經驗**——過去，你的身體或許曾經進入過對抗、逃避或僵住不動模式，而你必須找出並清除掉源自那些過往的未處理經驗。其中包括任何曾讓你在心理或生理上覺得恐懼、恐慌、受到羞辱或不安的經驗。你可以跳回第七章去做這件事。此外，你也可以利用在第九章時學過的三心法。其中也可能包括世代或前世經驗，這兩種經驗我們之前都曾經聊過。
- **清除有害信念**——我們之前曾提過許多種恐懼，你要把注意力放在每一種恐懼的常見出現方式上。想要試著找出可能潛藏在這些恐懼背後的有害信念。你可以利用我提供的建議方法，或者你也可以自己想出一些其他的方式。你可以翻回去第八章把那個流程跑一次，或者你也可以使用在第九章時學會的三心法。這些信念可能也包括了世代或前世的經驗。

使用你曾經學過的方法，緩慢也輕柔地去清除那些負面能量。就算只是小小緩解了其中一個恐懼，也能大大地導正身體的前進方向，讓你能夠邁向自癒之路。順著自己的心去前進吧！你走出的每一步，都將讓你更遠離恐懼。

步驟二：導正身體的恐懼反應

雖然回過頭去清除恐懼能量的根源很重要，但你同時也得重新訓練身體的對抗、逃避或僵住不動反應。在此，我將跟你分享幾種方法，讓你能夠找出最適合自己使用的。記住，我們可以操控三焦經（熊爸爸）的能量，並使它平靜下來。而三焦經與恐懼反應之間的關係非常緊密，透過一次又一次地平撫三焦經，我們就能建立起一個新的反應模式。

如果在你每當覺得恐懼時，就使用這些簡單的技巧，你其實就是在對自己的身體說：嘿，我們現在其實可以來改做這些讓心情平穩下來的事情。你並不需要使用到每一種，但我想給你幾種選擇，好讓你去體會看看自己對哪幾種最有共鳴。每當你進入恐懼模式的時候，記住一定要使用這些技巧，而且不能間斷。這是導正恐懼反應的唯一辦法。

- **心跳胸腺拍打**——我們原先在第四章時，曾經討論過胸腺以及拍打它的重要性。後來到了第七章，在學習胸腺測試及拍打時，我們進一步探索了這種做法。模仿心跳那獨特的一——二——三節奏，來輕柔地拍打胸腺，是我最喜歡用來平撫恐懼的絕佳技巧之一。它能在刺激免疫系統的同時，也讓身體平靜下來。心跳節奏與胸腺拍打是最佳的組合。

我會把手攤平，放在胸口上，用手指去拍打自己的胸腺。每當「節奏」來到三，或說是拍打到第三下時，我的力道就會稍稍紮實一些。這個動作，你可以做數秒到數分鐘。

・**利用中渚穴——**還記得我們在EFT時使用到的「手掌上方」或是廣效點嗎？廣效點介於小指跟無名指之間的溝紋處，約在手背中間左右的地方。只要用另一手的三或四根手指頭去拍打或按摩那個穴位就可以了。當需要讓心神平靜下來，除了拍打廣效點之外，還可以加上深呼吸。你可以輕易地在餐廳的桌子底下或辦公桌底下做到這件事。

因為中渚穴直接連到了三焦經這個能量通道，而透過拍打或按摩中渚穴的動作，就能夠確實地傳送訊息給三焦經的能量，要它平靜下來，「停止」處於過度保護的模式。

・**用鼻子呼吸——**恐慌的時候，我們通常都會用嘴巴快速呼吸。如果你曾經恐慌過，那你一定知道我所形容的那種呼吸方式。讓身體知道我們很安全的方法之一，就是調整自己的呼吸，讓我們的呼吸方式就跟覺得放心時的自然呼吸方式一樣。為了達到這種效果，我建議專注用鼻子呼吸。深深地，慢慢地用鼻子吸氣，吐氣。試著讓吸氣的時間超過三秒，然後用同樣的時間去吐氣。用這種方式去呼吸，你不可能呼吸得很快，因此能夠幫助你慢慢地讓身體平靜下來。此外，在吃東西或走路的時候，讓自己的肢體動作慢下來，也能示意神經系統緩和、平靜下來。

・**恐慌姿勢——**雙臂交叉，彷彿在抓住或擁抱自己的動作，具有強大的安撫及保衛效果。事實上，如果你用兩邊的手掌托住另一手的手肘，同時身體輕輕搖晃，你會施展出雙倍的「釋放恐慌」超能力。藉由搖晃，你會激發本能的安定心神反應，我們每一個人從嬰兒時期第一次被搖晃開始，就都熟悉了這種感受。

- **EFT或脈輪拍打**——處於恐懼的狀態時，就算什麼也不說，只是拍打情緒釋放技巧的拍打點或脈輪拍打的拍打點，就能夠讓身體平靜下來。在第七章及第八章的拍打過程中，我們所使用到的腳本，能夠幫忙把負面能量引出來，好讓我們能夠清除掉它。然而，如果你已經處在恐懼的狀態中，其實什麼也用不著說。只要讓自己活在當下，同時不停拍打，直到負面能量轉換消褪掉為止。心情平復以後，你可以試著找出讓自己恐懼的原因（是未處理經驗嗎？），進而去著手解決。

- **按摩三焦經**——一如你最早曾在第二章裡學到的，三焦經（或稱為內在的「熊爸爸」能量）掌管了你的對抗、逃避或僵住不動反應。當這條經絡裡的能量過多時，你的身體很有可能會覺得體內充滿腎上腺素及恐慌。幸運的是，有一種能夠讓這條經絡平靜下來的超級好方法。我們可以從反方向來按摩三焦經。這種做法，能夠緩緩地釋放掉或抽離出此刻不需要的任何多餘能量。在開始之前，你可以快速翻閱一下第二章的三焦經圖，或許會有些幫助。

把雙手平放在臉蛋兩側，讓指尖靠在太陽穴上，掌心靠在臉頰上。現在，謹慎而緩慢地把手往上移，繞過耳朵（手指不要離開頭部），就像孩子難過的時候，你會把他的頭髮從臉上往後推，用以安撫他一樣。到耳垂下方以後，繼續將平放的手掌沿著頸部的兩側往下移動，直到你來到肩部。這整組動作要做得很流暢。現在把手放開，交叉雙臂，讓雙手靠在另一側的肩膀上，然後繼續沿著你的手臂下滑，呈現一個擁抱自己的動作，直到你的兩手交握為止。深呼吸。重複做個幾次。

- **創造一個安全空間**——如果擁有一個可以隨時執行的脫逃計畫，或說是一個意義上的安全空間，即便你處於混亂及困惑的狀態之中，也能帶來極大的幫助。以下，我提供了幾個建議，讓你可以無論身處何處，都能為自己創造出一個安全空間。

1. 選擇一句話或一個象徵——創造出一句暗語或符號，好立刻提醒自己我們很安全，是個很好的點子。在用來提醒自己安全時，我最喜歡的言詞或咒語是「我很安全」跟「一切無恙」。你可以選擇任何自己想要的話，但要確保你說的是些自己在一定程度上會相信的話，就算這句話是「我可以熬過這一刻」也不例外。

至於能夠帶來撫慰作用的象徵，則是要選定一個具有安撫作用的圖像，好讓你在掙扎的時候可以使用。這個象徵可以是任何東西，只要是對你僅具有正面意涵的就可以——宗教符號、海灘，或是你過去曾見過的寶寶笑臉都行。如果你想要把這個畫面「設定」成自己的安全空間，只要讓那個畫面浮現腦海，同時說：「從此以後，每當想到這個畫面，就能帶給我平靜、安寧跟撫慰。」現在開始，你隨時都可以在腦海中叫出這個畫面，並且將它的正面能量汲取進你的體內，及你所處的空間之中。

2. 利用音樂——由於音樂具備自有的能量頻率，因此有非常強的安撫及治癒效果。有一種叫作神聖頻率（Solfeggio frequencies）的獨特聲音療法。人們相信這種可以追溯至古老的葛利果聖歌的音調具有特殊的頻率。許多聽過這種頻率的人，都獲得了極大的益處。然而，我相信任何你能與之產生共鳴的音樂，都具有無窮盡的治癒能力。

雖然我沒有宗教信仰，但我很愛讓教會的讚美詩跟福音音樂將我團團包圍，安撫我的心靈。我經常聆聽這類的音樂，藉此加強我體內的能量振動。最能讓我轉變心情的，是史摩基．羅賓遜的音樂。當覺得脆弱或猶豫時，我總是會聆聽莎拉．芭瑞黎絲的歌曲〈勇敢大聲說〉。這首歌曲能讓我煥然一新。如果擁有幾首你可以用來創造安全空間或改變自身振動的不同歌曲，將是你轉換心情的絕佳工具。

一旦身體已經接受過「訓練」，能夠透過你選擇的歌曲轉換成放鬆模式，那麼這些歌曲將可以立刻讓你的身體平靜下來。

＊＊＊＊＊＊＊

你現在已經擁有很多可以去平撫恐懼的工具了。當你覺得恐懼時，就使用這些工具吧。隨著時間慢慢過去，你身體慣常出現的恐懼反應，將被平穩安寧的心情所取代。雖然我提供很多種方法給你，但或許你只對其中幾種有共鳴。沒關係，你可以只選用自己有興趣的那幾種反覆使用就好，沒感覺的就把它放一邊吧。

接下來，你將要學習如何使用你學會的所有東西，來創造一張專屬於你的自癒地圖。這麼做，將會統合你全部的已知，讓你能夠擁有一份陪你繼續前進的清楚計畫。

Section Ⅲ

最後的訣竅及鼓勵

Chapter 11

創造一張專屬於你的自癒地圖

相信自己，踏出第一步。

你不需要看見整座樓梯，只要踏出第一步就對了。

——馬丁．路德．金恩（Martin Luther King, Jr.），
《絕不回頭》（*Let Nobody Turn Us Around*）

你一定認得這棵之前就看過的美麗大樹（就是你自己！）。現在，你已經學會了自癒的各種方法，因此我提供這張治癒之樹圖給你，讓你能夠清楚的看見自癒的整個過程。利用這張地圖，你將會成為真正的自己。在這個章節裡面，你將學會如何將這張圖與你在第三部所學會的那些技巧結合起來。這個簡單的流程將成為你新的嚮導。

在這章結束時，你會學到如何用已經學會的技巧，建立起新的生活規律，成為你所有努力的支柱。

使用治癒之樹圖

你現在已經擁有足夠的知識，也明白要如何好好自癒了。透過利用治癒之樹圖，加上肌肉測試跟三個簡單的問題，你將會擁有一份全新的指南。

如果你對自己的肌肉測試技巧還不夠有自信，只要看著這張治癒之樹圖（而不是用接下來我將提供給你的肌肉測試問題），讓直覺去引導自己就可以了。相信自己的心吧，你不會走錯路的。

問題一

透過肌肉測試去問：「著手去處理＿＿＿＿＿＿是不是對我最有利？」

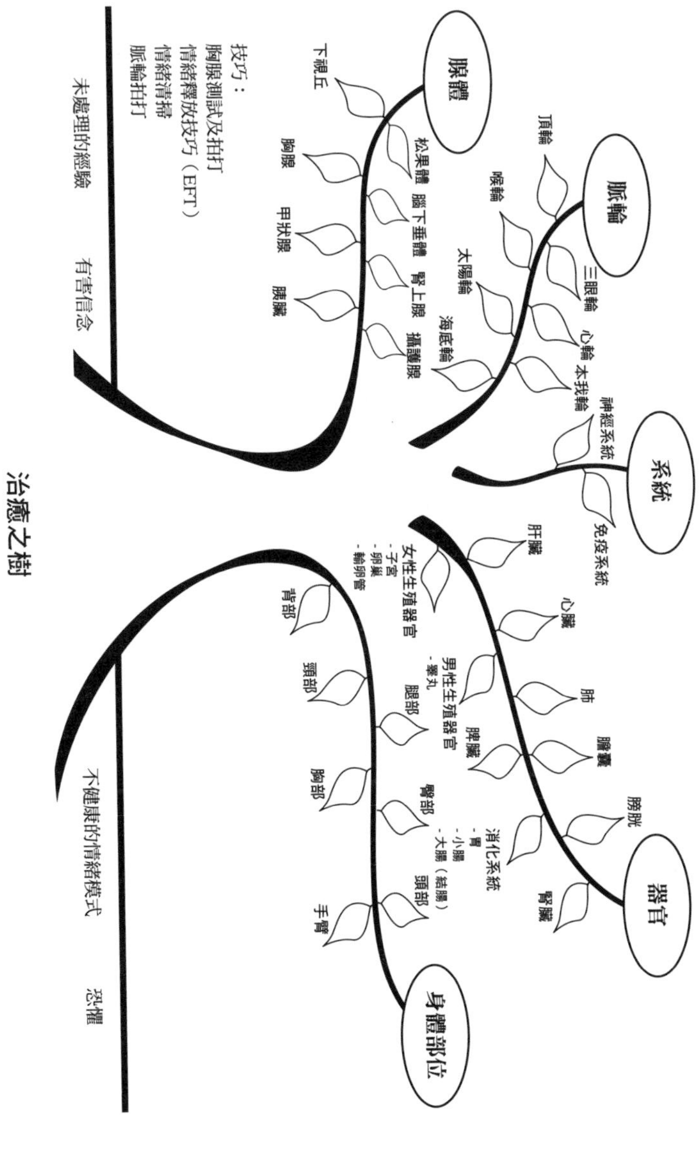
治癒之樹
腺體
下視丘
松果體
胸腺
腦下垂體
甲狀腺
腎上腺
胰臟
攝護腺
脈輪
頂輪
喉輪
三眼輪
太陽輪
心輪
海底輪
本我輪
系統
神經系統
免疫系統
器官
肝臟
心臟
女性生殖器官
- 子宮
- 卵巢
- 輸卵管
男性生殖器官
- 睪丸
肺
脾臟
膽囊
膀胱
消化系統
- 胃
- 小腸
- 大腸（結腸）
腎臟
身體部位
背部
頸部
腿部
胸部
臀部
頭部
手臂
技巧：
胸腺測試及拍打
情緒釋放技巧（EFT）
情緒清掃
脈輪拍打
未處理的經驗
有害信念
不健康的情緒模式
恐懼

從治癒之樹圖的最上部或根部地方，選出一個選項填進空格裡。選哪一邊都很好，但一定要是兩邊之一。你很快就會知道原因了。

以下舉幾個起頭的例子（記得只能選一邊）：

「著手去處理某個器官是不是對我最有利？」（樹的最上部）

如果答案是「對」，就開始問是什麼器官。例如：「著手去處理肝臟是不是對我最有利？」

「著手去處理膀胱是不是對我最有利？」（樹的最上部）

答案是「不對」嗎？好，那就再試一次。

「著手去處理肝臟是不是對我最有利？」（樹的最上部）

或者，「著手去處理某個信念是不是對我最有利？」（樹的根部）

或者，「著手去處理過往經驗是不是對我最有利？」（樹的根部）

或者，「著手去處理某個腺體是不是對我最有利？」（樹的根部）

懂了嗎？其中沒有任何特定的順序。如果你的膀胱會反覆發炎，你或許就會想從膀胱開始。如果你想改變自體免疫系統的狀況，你或許會想從免疫系統問起。甲狀腺有問題嗎？那就問這個。容易恐慌？那就從恐懼、有害信念，跟未處理經驗開始。你也可以翻閱第六章參考看看。

不過要記住，無論是哪種症狀或考驗，背後都有各種較小的成因。舉例來說，如果你想處理的問題是腎上腺功能低下，那你體內很有可能有其他的失衡與此有關，或許是神經系統有壓力或甲狀腺功能低下，還有其他的可能問題。

除了直接著手去處理範圍較大的考驗之外，如果想得到最好的自癒效果，你也可以試著「把眼界縮小」，去處理更細節面的問題。再次重申，只要順從身體的引導就好。我先前曾經跟你提過一個個案，她本來來看消化問題，後來卻意外治好了對電話的恐懼，而我們卻從來沒有直接去處理這個部分，還記得嗎？讓這個故事提醒你，去處理那些看似跟你最大的考驗無關的事物，一樣也會有好處。清除掉任何跟治癒之樹圖上的東西有關的能量，都能夠幫助你走上正確的道路。而且記住，你不需要清除掉所有的負面能量，就可以自癒。

決定好起始點以後，你就準備好進入下一步了。你需要得到更多的線索，才能找出要處理的特定東西。光是知道要從某個信念或膀胱開始去著手還不夠。你需要更多細節。

如果你是從樹木的最上部開始處理，基本上，現在就是要找出圖表根部的地方有什麼東西導致了你身體的該處失衡。

如果你是從圖表的根部開始處理起，那就繼續下去。目前為止這樣就夠了。

問題二

如果你是以樹木圖的最上部作為起始，那就用肌肉測試去問這個問題：「是不是（填進根部的某樣東西）導致我的膀胱有壓力？」

找出答案以後——某個信念、未處理經驗、恐懼或不健康的情緒模式——在開始之前，你只要再問一個問題就好。

問題三

我們一定要讓身體有機會跟我們說哪個地方有問題。我們在先前的章節有做過這件事，你一定還記得。用肌肉測試去問這個問題：「在我清除掉這個東西之前，是不是要知道更多細節呢？」

如果答案是「不對」，你的身體就是在說，它已經準備好要立刻進入清除作業了。如果答案是「對」，你要知道這是承認流程的一部分，身體需要先過這一關，才能釋放掉它。這就需要一點偵探作業了。基本上，你可以直接問自己問題，就像如果朋友有這個問題，你也會去問他相關細節那樣。只要猜看看什麼東西可能跟這個問題有關就好。

要得到相關資訊，你可以問類似這樣的問題：「是跟＿＿＿＿＿＿＿有關嗎？」（你也可以用諸如「有連結」，「引起」等任何你覺得更合適的字詞。）以下提供一些可以填進空格的可能性：

- 某個人（家族成員、朋友、老師、同事、鄰居）
- 工作
- 學校
- 某個地方（某間房子、某座城市等等）

• 某樣東西（食物、汽車等等）

假如你是用肌肉測試，每當得到一個線索，你就要重複上述的問題：「在我清除掉這個東西之前，是不是要知道更多細節呢？」

如果身體說「不對」，或者你沒辦法再想出更多線索了，那就直接從那個資訊去著手吧。你現在可以翻到合適的章節，進行清除的動作了。你或許可以一次就清除掉全部的東西，也可能之後還得再回到這個部分，慢慢來，照著身體的步調去做就好。

記住，完成以後，要跟能量系統再次確認是否已經清除乾淨。可以問類似這樣的問題：「＿＿＿＿＿＿是否依然會引發我身體的壓力呢？」

做完以後，就回到治癒之樹圖這兒來。

呼吸。

重複操作。

訣竅：我之前曾簡短提過，如果你對肌肉測試很熟悉，我建議你可以問自己的身體，用五種主要技巧中的哪種去清除，效果會最好。在這邊提醒你一下，這五種主要的技巧分別是：胸腺測試及拍打、情緒釋放技巧、情緒清掃、脈輪拍打跟三心法。

要知道哪些技巧的效果最好，你可以問：「用＿＿＿＿＿＿（填進技巧）去清除＿＿＿＿＿＿（填進問題）的效果是不是最好？」持續猜測，直到得到肯定答覆為止。

你或許會需要一種又一種的技巧，來慢慢清除掉該能量的一層又一層，因此要保持開闊的心胸。若有必要，就再回到這個問問題的步驟。針對各種狀況，你可以調整技巧的使用方式，尋找適合自己的做法，以及合適的使用時機。我的有效方針就是這麼發展出來的。我會不停嘗試新東西，並且加以改造。

使用治癒之樹的範例

以下，我將告訴你，我如何用治癒之樹圖的概念幫助我解決一位個案難以根治的嚴重偏頭痛。

珍妮特第一次來找我治療的時候，她完全不知道是什麼觸發了自己近期的頭痛。珍妮特是一位權力非常大的主管，雖然頭痛是新症狀，但她長期以來都有壓力的問題。我想到了一些她的身體可能可以提供的線索（做法請參閱第六章）。我們發現，她總是「滿腦子」不停在想別人對自己的看法。雖然這間大公司是靠她在經營，但她仍然沒完沒了的在擔心客戶甚至同事對她的評價。

在開始處理這個看似明顯的問題時，我下意識地選擇了搭配治癒之樹圖來著手。我經常使用肌肉測試，但有時候如果直覺插手介入，我就會先照它的指示去做。千萬不要害怕去善用自己的直覺，你越熟悉自己的身體，它的準確度就會越高。

我猜想八成是個未處理經驗（在樹圖的根部），於是用肌肉測試來確認：「這些頭痛跟某個未處理經驗有關嗎？」（如果你不知道該先選哪一個，那就一個接一個地猜吧！）她的身體回答「對」。於是我們就開始要找出該經驗。

我們問，該經驗是否跟特定年紀有關。答案是「不對」。接著，我們就問，該經驗是否跟特定人物有關。答案是「對」。在做了更多的猜測跟肌肉測試以後，我們追溯到一名她一、二年級時的老師。那個老師要她站在全班面前，唸誦自己寫的故事，然後要其他孩子幫這個故事打分數。回想起這樁往事時，珍妮特依然會感到不舒服。現在，我們找到一個可以去著手的未處理經驗了。我們利用胸腺測試及拍打跟情緒釋放技巧清除掉了它，接著就繼續下去——繼續詢問跟清除。

能夠解放自癒力的其他問題

在一步步練習你於本書中學到的概念跟技巧以後，你會變得越來越放鬆，越來越不照本宣科。你會發現這一切都非常具有彈性，不需要依照任何的結構或排序。條條大路通自癒。你的直覺會更常出現，而你或許也不是每次都會使用到治癒之樹圖。各種東西會跑進你的腦海裡（這通常都是潛意識在讓一些想法湧現），你將擁有更多自己的道路可以去前進。你或許可以利用下列問題的一部分，來激發自己的直覺力。隨著時間過去，你會發現你將擁有一套專屬於自己的問題，幫助你在自癒之路上獲得答案。

- 「是否有某種信念，導致我的免疫系統有壓力？」你可以用其他的字去代替「免疫系統」，例如「腎上腺」、「神經系統」等。
- 「是否有某種信念，導致我的＿＿＿＿＿（請選填一種器官、肌肉或腺體）功能失調？」
- 「是否有某段往事，讓我難以自癒？」
- 「是否生命中有某段不健康的感情關係，導致我的身體有壓力？」注意：重點在於，或許你會覺得生活中的某人看似問題的來源，但問題的根源多半來自於你對那個人的反應。舉例來說，雖然你弟弟不願意按照你的方式去養孩子是事實，但這並不表示問題出在你弟弟身上。會讓你焦慮的真正原因，是你對你弟弟的反應。你已經知道了各種清除的技巧，可以用這些技巧來清除信念、未處理經驗，以及因特定人物所引發的恐懼模式。
- 「是否有某種信念，讓我覺得自己需要這個＿＿＿＿＿（填進疾病、問題或考驗）？」
- 「我之所以會難以自癒，是跟某個特定的負面情緒模式有關嗎？」逐一詢問我們曾聊過的各種負面情緒模式。
- 「我的＿＿＿＿＿（填入出現症狀的器官、肌肉、腺體，或身體的部位）是否意圖傳達訊息給我？」

- 「是否儲存在體內的某段經驗，使我持續處在對抗、逃避或僵住不動反應模式之中？」
- 「是否要原諒過去的自己曾犯過的某個錯，我才能夠自癒？」
- 「是否這個＿＿＿＿（填進疾病、問題或考驗）會帶來好處，所以才會讓我難以自癒？」
- 「如果想要改善身體的振動頻率，我是否需要先治癒某段經驗？」
- 「是否我體內有某個頻率會跟＿＿＿＿（寄生蟲、病毒、細菌，依此類推）起共鳴？注意：這個問題符合吸引力法則的概念。釋放掉任何跟寄生蟲、病毒、細菌……等等微生物的能量共鳴的情緒能量，能夠幫助你治好相關的疾病。
- 「是否體內有世代能量對我的身體帶來了負面的影響？」
- 「是否體內有前世能量對我的身體帶來了負面的影響？」
- 「如果釋放掉跟＿＿＿＿有關的能量，是不是會帶來益處？」以下提供一些你可以填進空格的可能選項：

＊某個人（家族成員、朋友、老師、同事、鄰居）

＊工作

＊學校

＊某個地方（某間房子、某座城市，或任何你能想到的地方）

＊某樣東西（食物、汽車等等）

除了使用治癒之樹圖來進行療程、我額外提供給你的建議問題，以及你逐漸增進的直覺力以外，你還有太多太多的東西可以摸索。現在，是時候來學習如何促進體內出現新的正面模式了。

創造新的生活規律

你現在知道，關於自癒力，很大的一部分都在於釋放掉身體系統中的負面能量。取得自癒的初步進展的同時，我們也緩慢地在修復自己，逐漸讓我們變成真正的自己。創造一個生活規律，並藉此建立起一種正面模式，就跟清理掉那些負面模式同等重要。

規律從來都不是我生活的重點。我更傾向於當一個輕鬆隨意且自在的女孩。但我也學習到，在生活中建立起一套規律，對讓我們維持在正軌上大有助益。就像我總會發現，與其變胖以後再來減肥，還不如維持在固定的體重輕鬆多了。針對自癒，我也有類似的做法。對我來說，將體內的能量保持在高度平衡的狀態下，要遠比讓自己的自癒力退步，最後累積了一大堆要處理的東西，要來得容易的多。

這樣的教訓我學過一次又一次，次數多到我兩手都算不清。一切都很順利。我自在快樂。我開始變忙。我想，自己不需要特別去做什麼，就能繼續維持最佳狀態。但在那之後，一點一滴地，我開始忽略掉那些細節，我在該休息時，不讓自己休息，讓身體過度勞累，也不去做那些對我來說很重要的事情，情況越來越糟。我開始覺得有點茫茫然，然後情況再嚴重一些些，再嚴重一些些。到頭來，我總是會有同樣的想法：哇，要是一開始，我就去做那些知道自己該做的事情，今天就不會覺得這麼煩了。嘿，就算有這些前車之鑑，也不代表我就能每次都做得盡善盡美，而我想你的情況也一樣。完全沒關係的。生命就是偶爾會凸槌、熬夜熬太晚、提醒自己我們不是無敵鐵金剛，以及過得太爽，吃了太多的巧克力，喝了太多的美酒。這當然不會有什麼壞處，除非這成了我們新的生活規律。別把自己逼得太緊。只要說：「噢，又來了。人都會這樣嘛！」然後再重新開始就好。

如果你本來就有練一些例如瑜珈、冥想，或深呼吸之類的東西，那不妨可以搭配在這本書裡學到的任何技能來使用。與其一樣不缺地去做整套的清除技巧，這種相互搭配的做法會容易許多。許多技巧甚至可以在沖澡的時候做，所以你實在沒藉口不把這些東西排進自己的日常生活中。當你只是坐著在看電視時，不妨試試能不能做個一種。在上洗手間的時候，多花個幾分鐘，做點會讓自己平靜或自癒的動作。你不需要把這看做是個繁重的雜務或什麼大計畫。什麼都不做才是最大的錯誤。你可以在早上起床以前，做一點書裡面提到的技巧。

我全心全意希望這些技巧能夠融入你的生活之中，而不是要你把它們寫在你的行事曆裡。你可以選個幾種技巧，每天早上起來就做個一輪，當作早操、也可以當作睡前運動來做，或者平均分配到一整天的時間裡面。

以下是我建議你可以融入日常生活的幾種技巧：

- 接地
- 手指繞眼運動
- 胸腺拍打
- 拍打那些情緒釋放技巧的拍打點
- 持咒個幾分鐘

不管你在新的生活規律裡面加進了哪些東西，都不打緊；重點是，你要創造一種能夠讓身體覺得舒服的生活規律。這種用規律來創造健康能量模式的動作，就好像讓你的身體重新接受訓練一樣。它所能帶給你的回報絕對遠勝於你所付出的努力。

Chapter 12

繼續前進

當一切似乎都無濟於事時，我回去看一個石匠敲打他的石頭。他敲擊了可能有一百下之多，但石頭連個裂縫都沒出現。然而，就在他敲下第一百零一下時，石頭裂成了兩半，而我知道，石頭之所以會裂開，不是因為那第一百零一下——而是因為前面的那一百下。

——記者、攝影師雅各・里斯（Jacob Riis）

雖然我的自癒之旅很不照規矩，有高點也有低點也還有介於兩者之間的情況，但每個人的旅程都不一樣。無論你的自癒之旅是怎麼樣的景貌，都沒關係。你在自癒之海上會有一帆風順的時候，也會有遇上大海不平靜，讓你暈船的時候。這一切都是踏上徹底自癒之路的一部分。

在自癒的過程中，你通常都沒辦法知道自己體內發生了些什麼事，因而很容易覺得好像什麼也沒發生。如今回想起過往的所有片刻，我半是覺得好笑，半是覺得丟臉。當時的我願意付出一切，只希望能偷朝自己的身體跟大腦裡瞄上一眼。

以前的我，經常覺得自己好似望著水族缸裡的一團白茫，試圖從中看到一絲絲清楚的空間，好讓我知道到底發生了些什麼事。你的身體，有時候也會是像這樣的一個水族缸。

在面臨這種情況時，意識到自己體內的自癒模式，並從中看出自己現況的端倪，對你可能會有極大的幫助。現在，我將要讓你知道自己會有哪些自癒模式。

自癒模式

雖然我們需要知道，自己沒有辦法總是看清自癒的流程走到哪一步了，這是很正常的，但基於過去多年的經驗，我發現的確有一些常見的自癒模式，這些自癒模式會讓你能夠稍稍知道一點自己的現況，好讓你有力量繼續走下去。或許，你自己就認得出這些自癒模式裡的一部分，或是全部。我們的自癒模式不單人人差異甚大，在生命中的不同時期，也會呈現出不同的面貌。

記住，當你的身體出現實際症狀時，能量的失衡已經存在你的體內有一段時間了。同樣的情形，也可以套用在自癒的實際顯現上。修補身體的工程，通常要花上很長的一段時間，你才會在身體上看到實際的改變。

許多人說，他們忽然就奇蹟般地痊癒了。雖然自癒可能看起來是一瞬間的事情，但通常並非如此。只是那種種的自癒積累同時一併顯現出來罷了。

我喜歡把自癒的過程，想像成寶寶的成長。想像一個懷孕的母親，她迫不及待地想要看到寶寶的成長狀況，要求醫生每天都要幫她做超音波檢查，好證明寶寶有在長大。一天接著一天，你根本沒辦法看出寶寶長大了多少，但在九個月過後，寶寶將會長出手腳跟內部器官。你身上的自癒過程就像這樣。你通常沒辦法看出或感覺到這些最微小的轉變，但並不代表轉變沒在發生。

你正在自癒。自癒正在發生——就算你還沒辦法看見也一樣。

A模式：高點，低點，以及兩者之間

我敢打包票，有一個線索能讓你知道自己絕對正在自癒。那就是你覺得自己的情緒狀態有改善。就算只有百分之一的改變，也是證據。覺得心情比較好了，或是比較踏實了，情緒就是鐵錚錚的證據，證明你的身體正在逐漸改善。關鍵在於要讓改善慢慢積累，直到實際的變化顯現出來。

你在自癒的旅途中，有時候，或者甚至有好幾分鐘或好幾天的時間，會覺得你正在變成真正的自己，或你的病症正在減弱。你會深深地感覺到一切都在變好，知道自己一定會痊癒。這種感覺或許只在瞬間，一開始只會維持個幾秒，但你會認得出來。你將在那瞬間，感覺到什麼將會發生，感覺到自癒力將永存你的體內。

起初，你只有偶爾才會有那樣的感受，但隨著時間過去，這些感受將更常出現，或者出現的時間會拉長一些。有一天你將會意識到，雖然自己仍有許多不快樂的時刻要承受，但就彷彿有人幫你把那些瞬間的感受縫合起來，讓你看到了自己夢寐以求的健康畫面。如果你在這些畫面出現的時候覺得心情愉快，不會因為它們將要消失而覺得害怕，那麼我保證，這些畫面會再回來。只要把它們想像成是天使在對你說：「繼續前進，你走在正確的道路上，我們正在幫你取得完整的健康。」

作為案例，我跟你分享一個我治療了幾個月的個案的故事。

辛蒂有纖維肌痛症。療程一開始，每次要開口問她病況之前，我都不知道自己會聽到怎麼樣的答案。看起來，她的身體狀況似乎亂成一團。她會前一天覺得情況很穩定，隔一天又覺得世界快要崩塌了。然後，她會熬過這個險坡，回到原先的境地（順便說，那可不是什麼開心的境地）。但我們不停前進，知道有一天我們的努力將會開花結果。

有一天，當我們在療程過程中對話的時候，她說：「艾咪，我有過一種超奇怪的感覺。前陣子某天我在遛狗，然後有短短的幾分鐘時間，我就覺得一切好像都沒問題了。我深深地感覺到平靜又健康。後來那種感覺就不見了。」

「太棒了！」我大叫。「這是你第一次看見道路前方的畫面。」接下來的好一段日子裡，辛蒂又回到先前的疾病循環模式之中。接著，她又有了另一次健康的感覺。後來，這樣的健康感覺越來越頻繁，開始每隔個幾天就會出現。最後，在經歷過幾次低點以後，她的身體開始越來越常「抓住」健康的感覺，或說是跟健康的感覺越來越有共鳴。不出幾個月的時間，她用以對照發病期的穩定期更長了。相較於過往，她那「新的常態」感覺舒服多了，而且那種健康的感覺不停出現。

當辛蒂不再來找我時，是因為她知道，她只要用之前的方式繼續向前進就可以了。現在，她健康的日子比發病的日子多。那些低點呢？偶爾仍會出現，但她會撐過去，同時想像每一個低點都能讓她擁有另一個，或是更長的「健康感受」。

這是一種非常常見的狀況：在整個自癒的過程中，你先會覺得情況有進展，但接著忽然間，你又覺得自己回到了低點，然後又再好轉，直到下一個下坡路出現，周而復始。事實上，有時候人生不也就像這樣嗎？不過，多數人都會面臨這樣的自癒模式：高點，低點，高點，低點，就這樣不停下去——但到最後，「高點」會延續下去。來到低點，完全不表示你要重新開始。自癒有時候就像在爬山。攀爬的過程中，你有可能會絆倒，但你會爬起來，繼續往前走，美好的獎勵正在等著你。

B模式：身體及情緒的回溯

在印度待的那段時間，雖然有點遲疑，但我開始真正理解了回溯的概念。脊骨神經醫學、順勢療法，以及自然療法的醫師都認識並認同這個概念，但西方的醫師很少接受。有些人說，這是因為主流的醫療方式鮮少能製造出回溯反應。

其實，回溯流程是疾病本身的反轉過程之一——而且通常不是太好玩。它會回溯到過往的不同時期（以及伴隨而來的各種症狀），直到回溯至他們開始生病的起點為止。

在自癒的過程中，你有可能會「憶起」或體驗到已經有好幾個月甚至好幾年沒有出現的種種症狀。這種情況會讓人很困惑，而且可能會讓你覺得自己的病情在惡化，或者出現了一些新的問題。但實際上，通常這些症狀只是因為該病症回溯到了它曾有過顯現的幾個時期而已。對許多醫生及治療師來說，這些回溯的症狀其實具有正面涵義，表示身體正在自癒，並逐漸恢復正常的功能。

舊疾可能會「再現」或復發，然後又輕而易舉地消褪。情緒狀態也一樣：再現，跑完整個過程，然後輕而易舉地消失。回溯症狀之所以會出現，可能跟下列的情況有關：身體在消滅有毒物質、自癒慢性感染、自癒老舊的情緒心理創傷、能量失衡，或只是身體在自癒並提升自身活力，因此才會出現一些代謝性的轉換。回溯症狀可能會持續幾天到幾星期，不過通常不會更長。

要知道自己是不是處在回溯的狀態中非常困難，但我發現了幾個指標：

- **在「崩壞」之前，你是不是開始覺得好轉？如果身體有過多的能量，它就有可能會進入回溯的**

過程。

- 你的身體現在出現的症狀是不是已經消失了很久，卻忽然又冒了出來？這些「讓你嚇一跳的症狀」通常會在深度自癒的最後過程中再次出現。
- 你用來自癒的方法，是否會全面性地重新找到體內的能量或化學物質的平衡？隨著身體的能量平衡改善，過往的記憶及毒素通常會浮現，然後釋放掉。

遠在我確診罹患萊姆病之前，我都會去看找一位發現我的髓鞘——包覆神經的物質——急速衰退的神經科醫生看診。醫生會讓我做一種稱為IVIG的治療，這四個字的完整名稱是「靜脈注射免疫球蛋白」。IVIG是一種從健康的捐贈者身上提取出來的濃縮抗體溶液，患者可以藉由施打此溶液來治療免疫系統失調或增強免疫反應。在這個療程中，原本就已難以忍受的神經疼痛嚴重加劇。醫治我的神經科醫生向我保證，有時候再生的過程可能或甚至比衰退的過程還痛苦。他解釋，雖然神經正在修復，但它們所受到的刺激跟激化就和衰退過程一樣多。隨著時間過去，雖然一開始覺得情況變嚴重了，但我的確發現IVIG有幫助。

在治療我的月經問題時，我發現到了同樣的自癒模式。我認為，自己的身體在狀況終於好了幾個月以後變得更強壯，因此才會回過頭去治療一些老舊的深度失衡。

回溯是自癒過程中常見的一部分，但你也會想確保體內沒有新的疾病在形成。只有醫學專業人員能夠確定這點。如果有新的症狀出現，記得一定要跟醫師或治療師確認自身的情況。

C模式：緩緩前進

這是種「緩慢又穩定地贏得比賽」的模式。在這種模式裡，患者的身體狀況會隨著時間過去緩慢改善，總是朝著健康之路前進。他們不會不停遇到挫折；他們只是沿著正確的方向不斷緩步前進。

在我的自癒之旅中，我鮮少遇到這種模式，不過這種自癒模式經常會在「路程的最後一段」出現。我啊，身體裡一團亂，常會出現五、六種可能的解釋或進展，如果可以有個一兩天沒出現這些東西，就算萬幸囉！但有些人就是比我幸運。

舉例來說，愛麗絲罹患了萊姆病，她最嚴重的時期過去了，但卻一點也沒有覺得有比較好，身體的運作也遠不如自己的預期，因此她來找我。她一天依然要小睡個幾次、一次沒辦法工作超過短短幾小時，縱使極端想望，卻沒辦法跟家人一起去度假。在最初的療程中，我們清除掉了三個有害信念，這個流程你在第八章的時候學過。從那天開始，愛麗絲就在朝著完全健康的道路上緩緩前進。只有寥寥幾個主要的低點跟挫折，她緩慢而確實地持續康復。不到一個月，她就自然而然地改掉了小睡的習慣。又過了幾個月，她就有辦法把鍾愛的工作做上一整天。在療程開始後的第一個夏天，她跟著家人一起去健行，步行的速度還超過了幾個幹勁十足的運動員呢！她只需要有個起始點，同時釋放掉那些主要的能量堵塞，就一定能夠康復。

如何在處理過程中減輕不適感

在接受能量療法的過程中，以及治療結束之後，記得你體內的能量正在轉換、找回平衡。你或許還記得，我們先前曾把這個期間稱為處理過程。這只不過是你的身體跟從身體大幅延伸出去的「能量場」在調校的過程罷了。並非每一個人都會覺得這樣的轉變不舒服，甚至還有人會完全沒感覺。不過，當有需要減輕不適感，以下是幾種方法：

- **多喝水，因為缺水會讓體內的能量難以調校。**
- **在做完大型的清除後休息個一兩天，直到身體覺得比較舒服了再繼續。**
- **使用情緒釋放技巧或脈輪拍打，並搭配下面的腳本：**

手刀點：雖然此刻我覺得更不舒服了，但我允許這股能量從我體內流過。

雖然我覺得＿＿＿＿＿＿（解釋你現在的感受），但我允許身體找回平衡。

雖然我現在不舒服，但我會沒事的。

接著，不管你是用EFT或脈輪拍打，就去拍打剩下的拍打點，同時大聲宣洩出你的感受。準備好要收尾後，把所有的拍打點再拍打一輪，意念集中在幾個簡單的正面想法上，例如我會沒事的、一切都沒事了，或者任何能夠安撫自我情緒的其他字句。

• 做幾次接地（請參閱第四章）。

這些練習應該能夠幫助你度過任何難關，讓你繼續前進。

派得上用場的提醒

我還記得人們總對我說：「艾咪，我真的不知道你是怎麼辦到的。」我總會解釋：「每天醒來以後去做就好了。」就是這樣，你就是不停前進，就是不停醒來，你會越學越多。到最後，每當太陽升起，你會發現，做這些事情其實沒那麼可怕。

到頭來，你或許會意識到，自己不停在做這些事，也活了好長一段日子，遠比你想到的要來得久。其實，你能夠繼續醒來，並且在每一個新的日子裡嘗試各種新的生活方式，證明了你超級厲害。在你發現這點以後，你就會覺得越來越好，越來越好。你會慢慢地開始不那麼痛苦，直到有一天你醒來，發現連勉強自己都不用，這些事情已經變得不再那麼困難了。你不必還要叫自己去做這些事，而是已經在不知不覺間把這些事情都做完了！

因為我知道「覺得快樂似乎離我好幾光年之遠」是怎麼樣的感受，所以我希望你能擁有這些訣竅，這些訣竅將幫助你更自在地去度過這個過程。你正在建立起一個更健康的新模式，這個模式會不停導正能量，同時對你的身體說：「這樣好多了。」因此，要練習你在這本書裡學到的那些技巧，每天早上起床調整技巧使用方式，再做一遍。希望這些最後的訣竅，能夠讓你的路途走得更順暢、快速。

學著去相信

不要去想自癒「應該要怎麼樣」，或對過程下什麼評判。我們的「應該要怎麼樣」會創造出更多的情緒及生理上的壓力，這些壓力遠比我們在那些「應該要怎麼樣」的情境裡所感受到的還多。你就在你應在的地方，就這樣。事情該怎麼進展就會怎麼進展，就這樣。試著要在事物開展的當下放鬆心情，如此一來，我保證你會加倍快速地去到你想去的地方。

你在生活中經歷的每一件事情——在每分鐘，每小時，每天當中——不管這件事情看起來對你好或是不好，都是更大的願景的一部分。它們都是必要的，要用這樣的眼光去看。不要再去衡量輕重，只要相信，從某個角度來說，這些事情都是你在路途上的必須經歷，就因為它已經在發生——就算你因此而繞了許許多多的彎路、岔路，讓你覺得自己似乎迷路了，也要繼續相信。

你生命中發生的每一件事情，都自有其道理：它正在帶你前往好地方，它正在帶你離開不那麼好的地方，或者，它之所以會發生，是因為要獲得你的注意。要相信，宇宙正在跟你說話，正試著要引導你走往你應該要走的方向。這都是過程的一部分。

之前，我為了幹細胞而去到印度。兩年過後的二〇〇九年，我再次踏上印度之旅。這一次，一件完全無法預料的超級重要大事發生了。在要搭乘飛機返鄉的前夜，我罹患了嚴重的食物中毒（他們稱之為「德里腹瀉」）。等等，還沒到最精采的地方呢！我吐在塑膠袋裡，心裡頭一萬個想回家，想回那個能撫慰我的家，然而我知道，自己是不可能搭飛機了。我絕望地打給航空公司，對方同意重新安排我的航班，且無須負擔任何罰金或費用。

幾天過去，我在醫院裡逐漸康復的同時，一個名叫夏綠蒂的女孩到醫院探視自己的母親，她母親也是該院所的患者。我的眼睛對上人在物理治療室另一頭的夏綠蒂，劇情就這麼大迴轉，我們戀愛了。

多年過去，在我去倫敦的旅途上，各種症狀開始以排山倒海之勢再度出現，我被迫要在一團亂的情況下承受痛苦的自癒過程。而一直以來，我都深信病魔早已離我遠去。不過這一次，我沒有醫生可以依靠。我只能靠自己，也藉此找到了自己，並找到了這份美好的工作，讓我得以每一天都跟許許多多的人分享我的自癒方式。我從沒有這麼快樂，也從沒有這麼健康過。

二〇〇七年，當我做出了艱難的抉擇，決定要去印度接受幹細胞治療時，我從未想到印度居然會成為如此重要的場所，成為更大的願景中的一部分——一部分是讓我遇見現在的妻子，另一部分則是讓我轉而求己，獲得真正的自癒力。經過無數次的經驗以後，現在我知道了，世事經常會變得分崩離析，這樣它們才有機會用更好的方式去重組——宇宙會幫你重組成更好的版本。

張開雙眼，看見自己的改變

這件事情很重要，重要到我都想要對你尖叫，好讓你能聽得更清楚！要跟自己重說那個老故事很容易：我覺得不舒服。我還是有很多恐懼。我成天哭個不停。我的身體好痛。但想要注意到自己的自癒力有進展，你得要去尋找這些進展才行。因此，你要確保自己的雙眼隨時都是睜開的。

自癒的跡象有時很細微，舉例來說，可能會有如下的樣貌：

- 你的身體狀況或情緒仍會跌落低點，但相較於上一次，你恢復的情況又更好了些，或恢復的速度變快了。
- 在出門去找樂子過後，你的身體沒有因為這樣就秀斗了兩天，而是只秀斗了一天。
- 每當有人傷害你，你通常都會氣上很長一段時間。最近一次受到傷害時，你只是小小發作了一下，但比起以前更快速地就釋放掉了怒氣。
- 在徹底垮掉之後，你很容易覺得疲勞，但你現在走路時的精神有好一些些。
- 你還是一樣容易覺得累，但不會像以前那麼苛刻自己。
- 你只是停下腳步，休息一下（擁有情緒自癒力的主要跡象，就是對自己更寬容，這樣能讓你釋放出更多的能量，以幫助身體自癒）。

允許自己找出適合自己的良方

二〇〇七年，我出發前往印度。啟程的兩天前，我在日記裡留下了這樣的紀錄：此刻，我鄭重宣示，在這趟旅程中，我將盡可能讓自己好起來。我將擴張自己的自癒版圖，嘗試遇到的各種方法。再怎麼奇怪都義無反顧。

到最後，在施羅夫醫師宣布自己聘請了一位瑜珈老師，之後將在物理治療室幫大家上課時，我的自癒之旅才有了起點。每一個我認識的人都超～～愛做瑜珈。瑜珈課每個禮拜會有三堂，患者及家屬免費參加。

我們的老師羅希特是個一眼就能看穿的人。他滿腦子只有訓練，毫無樂趣。一週又一週，他指導我們去做第一個根本不可能辦得到的動作，並且在我堅持自己根本沒辦法彎成那樣以後，只會反覆對我說：「再試一下！再試一下！注意自己的呼吸。呼～～吸～～可以創造奇蹟。」

我期望自己可以愛上瑜珈。我滿心希望自己成為那種會在瑜珈墊上覺得自己有了轉變、不缺任何一堂課，也讓老師引以為傲的學生。我很堅持，除非自己也找到每個做瑜珈的人都似乎擁有的那種愉悅，我才會停止練習。有一天，在羅希特終於不再提醒我注意自己的動作跟呼吸時，我意識到自己成功了。

在每一堂課程的最後，他總會表示：「你現在既輕盈又自在了！」而令人訝異的是，那天在聽他用印度腔超重的英文吼了整整一小時以後，我也有點這種感覺了。但到了下一堂課，我又開始幻想在這座大城市裡漫遊，同時數著從頭上墜落的汗滴。就在這個時候，我決定是時候優雅地離開瑜珈樂園了。

人生就跟瑜珈一樣，重點在於安住當下。根據這樣的指標，我認定自己已經掌握了足夠的瑜珈竅門。課程一結束，我就自豪而平靜地溜了出去，但最主要的慰藉，來自於在剩下的旅途當中，我終於可以愛怎麼呼吸就怎麼呼吸了。瑜珈很讚，我知道。羅希特很用心，一定可以讓我成為一個身體更柔軟又更有紀律的人。但瑜珈不適合我。而當我接受這點之後，我就開始去接觸那些能讓我更健康的事物了。

在初次學習能量療法時，我掉進了類似的內在壓力陷阱之中，我讀了誇張多的書，內容不外乎是能量療法、情緒心理創傷以及身心靈療法。我看了每一個相關的電視節目，吸收掉了所有跟該主題有關的資訊。某一個瞬間，在我因為這種做法而筋疲力竭時，我才意識到自己不總是需要更多：更多的知識，更多的訓練，更多的探尋。我們只要找到讓自己覺得舒服的那一種做法，然後與它同在就好。

整本書中，假如你對某三種技巧很有感覺，那你只需要使用這幾種就好。如果你只對一種有感覺，那也夠了。你會找出方法，把它套用到所有情況上，並且獲得成功。重點不在數量；而在於你與該技巧之間的連結。

永遠不要遵循某一條道路、堅守某一項計畫，或在靈魂還沒點頭之前，就同意任何東西。你的自癒之路很獨特，所以在尋找的過程中，要對任何事情保持開放的心態，只將精力花在那些你有感覺的東西上——並且知道你之所以會繼續往下挖掘，一定有更深的理由存在。否則就不要白費力氣。

找到平衡點

你遲早要在下面的兩者之間找到平衡：一邊是自癒很重要，另一邊則是把生活的全部重心都放在自癒上。

知道了一種新技巧或方法，並將它納為己用，不代表它應該成為你的一切（雖然我完全瞭解這種誘惑）。「過猶不及」的概念在這邊是對的，而且有兩個紮紮實實的原因。

首先，關於我們早先曾短暫接觸過的能量療法，在將能量移出我們的能量場時，身體需要處理的時間。除非移除的過程結束了，否則我們可能不會感受到徹底的轉變或改善。這就跟吃東西不總是能立刻讓我們覺得飽了一樣。如果你只是不停繼續吃，不給食物一點時間在你體內安頓下來，你所帶來的傷害，將遠遠大於益處。

關於給身體時間跟空間，讓自癒過程發生的重要性，我再怎麼強調都不夠。記住，你是在想辦法製造一個答案，而非製造更多的問題──而如果你把自己逼得太緊，就會發生這種事。

再者，依據我們在第四章裡所學到的吸引力法則，把注意力放在某種你不想要的東西上，不會帶來任何幫助。雖然積極自癒很重要，但把整個人生都栽進去就過頭了。除了把注意力放在這個目標上面以外，你的世界一定還要有更多的東西，例如各類活動、娛樂、他人等等。

每個人都會用不同的轉換方式，來將注意力專注於獲得這種平衡。就個人而言，我有幾種不同的做法。有時候，明知蔬果汁肯定比較健康，我還是會喝點紅酒。我把可以拿來冥想的時間，耗費在不停反覆看古老的影集《黃金女郎》跟B級電影上。明知道乳製品會讓我體內的發炎狀況變嚴重，我偶爾還是會吃點白醬義大利寬麵。我會去做那些會讓我感受到純粹的快樂或好玩的事情，因為我知道快樂跟好玩能夠讓我自癒。在這裡，我真正要說的是：不要讓自己的閱讀清單上只有跟自癒有關的書；偶爾也要讀點輕鬆的作品。吃個一口甜食不會怎麼樣。不要跟現實人生脫節，別把全心都投入你想要與之切割的東西上。

整體來說，給自己越多的限制，你只是在做一件事：這麼做會讓你把注意力都放在你沒有的東西上。而這肯定不會對你的自癒有任何的幫助。

好啦！我破除你的魔咒了。把這些你學到的技巧融入生活中吧。滿心歡喜地擁抱它們，但不要過頭，而把自己累壞。找出之間的平衡點吧。

尋求支持

有時候，旅途會很孤單。我們會想要別人的理解、為我們流淚，或者救我們離開一成不變的現況。有時候，我們會需要別人的幫助，才有辦法進入下一個階段。不管是尋求朋友或專家的協助，背後都有它的好理由在，而這也不表示你不能自癒。沒錯，你或許可以自癒，但如果有一些人能提供一些幫助，所有的事情就會變得容易一些。的確，你要為自己的自癒之旅負責，但你不需要孤軍奮戰。

如果你不會固定去尋求專家的協助，那就捫心自問一下，看看去找這麼樣的一個人是不是會有益處，至少可以偶爾去做一下這件事。原因是這樣。專家已經接觸過成千上百的個案，而你唯一的治療經驗呢，呃，只有你自己。那些成天在做這件事的人，見識過各種不同的模式跟問題的發生，使得他們具有優勢——他們能夠快速地看見你看不到的東西。不但如此，你還可以藉此輕而易舉地學習到有哪些技巧適合自己，以及該如何去使用。你將會看見專家如何解決問題，以及在卡住的時候，他們會做些什麼事。你甚至還有可能會聽到他們自癒的故事，而這種故事能讓你對自己的自癒之旅產生一些新的想法。

我固定會有一些個案從跟我一對一的療程中「畢業」，然後偶爾會再連絡我來約診。他們會跟我說這中間發生了些什麼事，並跟我分享他們遇到的障礙。以這個為出發點，我通常可以給他們一些新的想法跟方向，讓他們能夠挪為己用，增進自己的自癒及清除能力。這麼做，能讓他們有一個超棒的全新出發點，也在他們需要確認自己的自癒方式沒問題時，帶給他們一些些的慰藉。把自癒的責任交託到別人手中，跟尋求他人的協助，是兩件完全不同的事。尋求訣竅、建議、想法跟助力，通常能讓你的自癒力邁向下一個階段。

假如你沒辦法跟專家合作，或者不大能接受這樣的想法，那就去找個能幫助你提升自己的振動頻率，以及能夠幫助你將注意力放在解決辦法一事上，好讓你能立刻覺得比較舒服的人吧！不要去尋求那些自己也在苦苦掙扎，而且體內很可能有「具傳染性恐慌能量」的人的幫助。要是找不到自己需要的人，那就得要發揮創意，找出那些能夠拉你一把的人。當親人或朋友沒辦法給你大力的支持，就去其他地方找吧！你不需要講好幾個小時的電話；有時候，只要看見一張熟悉的臉孔，看見鄰居或雜貨店店員的微笑，就能帶來確確實實的影響。

而且也要知道，天使、在另一個世界的親友等等的人，都會對你伸出援手。你只要去尋求他們的幫助就行了。因此，就算到了現在，我也依然經常會出聲請這些看不見的朋友幫我。如果你是第一次聽到這種想法，你可能會一笑置之，但他們總是會過來幫忙。

無論是任何人或任何事，只要能讓你覺得更踏實，更舒服，那就是能夠對你有幫助。這種人、事、物隨處皆是。你的新任務，就是要把他們找出來。

最後的叮嚀

我不擅長收尾或道別。我向來不喜歡去寫一本書的最後一句話。與這一切分離總令我神傷，而且到了這個時候，我常會想，是不是還有什麼重要的事情是我該說而還沒說的？的確還有些話——這些話我希望你能用全身心靈來把它們都記下來。

這只是開始。

現在輪到你了。透過閱讀這本書，你體會過真正的自己，也讓你脫離了桎梏，不再去追求那個你認為應該要成為的自己。

你得以——可能是第一次——把自己跟恐懼、這個考驗、這場疾病切割開來。你得以找到自己真正的目標，而這目標跟你之前所想的截然不同。

在印度病得最嚴重的那段時間，施羅夫醫師跟我說：「你得要找到一個目標。只要找到一個目標，你就能自癒。只要順從自己的心，你就能自癒。」

雖然，當時我不明白她說這些話是什麼意思，而且深信自己的心完全不知道該帶我去到哪兒，但後來，我完全懂了她所說的話。她要我去找出某種對我來說非常重要，能夠讓我繼續前進，而非「謹小慎微」地活著的東西。不需要是某種熱情，或是某種遠大的目標，更像是能讓我分心，不再去擔心自己做得不夠好的東西。因為我還有工作要做。我還有地方要去。我還有人要碰面。我還要發光發熱。

施羅夫醫師希望我跟自己有更深層的連結，也擁有一個讓我想要這麼去做的目標。然而，在我脆弱的狀態下，我的體內又積聚了反抗我的壓力大軍，使得我把這件事情加入了雜務清單中：找到目標。

真希望當時能有人唸這段話給我聽：

當你終於認清自己人生的目標，自己與生俱來的權利，就只是喜歡真正的自己——不管你是個治療師或喜劇演員或只是個會對陌生人微笑的人——時，就會激發體內的一股力量，而這股無窮的力量，比你此刻遇到的任何考驗都大得多。快樂是你的目標。而在最後，在你窮盡精力去探尋過之後，你會發現，你的目標從來都無法靠外界的事物來幫你達成。你不是要確保別人都喜歡你。你不是要變得完美。從第一天來到人世開始，你的目標，就只是得以無須思考，無須面臨任何的阻礙，就能表達出自己想表達的東西。何時開始追求這樣的目標並不重要，因為一旦你能打從心底成為自己，你自然就會往外去尋找那些可能是此生中的次要任務。萬事萬物都跟你最初的重要目標緊密相連：那就是找到自己，成為自己。它是火花，是推動力，會讓一切開始動起來。

我們在這本書裡討論到了許多東西，但想要獲得真正的自癒力，你所需要做的事情，歸根究柢來說，只有以下幾個。

你一定要……

- **成為真正的自己。**
- **學習善待自己，愛自己。**
- **相信自己無論遇到什麼狀況，都能夠克服。**

或許這幾件事看起來過於簡單，但它們能為你帶來的幫助無可比擬。這些事情，將能夠幫助你得到最最深層的自癒力。

無論在讀完這本書以後，你是相信自己擁有了自癒力，抑或是不大確定，都沒關係。自癒需要勇氣，需要恩典，而且你需要從已知的世界拐一個大彎才能踏到自癒之路上。但你也要經歷許許多多的混亂，以及因自我質疑而沉溺在自己的淚海之中。在這些日子裡，你要知道，你是在做人生最大的壯舉之一。

你正在做一件自己一直以來都應該去做的事情。你正在做自己。你正在自由自在地做真正的自己，無須使用到路途上學來的那些篩選或壓抑。

村上春樹在自己的著作《海邊的卡夫卡》中寫到：「暴風雨過去之後，你不會記得自己是怎麼熬過來的，自己是怎麼活下來的。事實上，你甚至不確定暴風雨是不是已經真正的結束。但有一件事情是可以確定的。當你從暴風雨中走出來時，你已經不再是那個走進暴風雨中的自己。這就是暴風雨存在的意義。」

正如「拉拔一個孩子長大，需要全村的力量」般，我們需要很多很多的愛才能夠自癒。不過事實上，你只需要自己的愛就夠了。自癒有時既困難又可怕，但記住，你是生來的勇者。你已經準備好了。

1. "CDC Provides Estimate of Americans Diagnosed with Lyme Disease Each Year," Centers for Disease Control and Prevention, August 19, 2013, www.cdc.gov/media/releases/2013/p0819-lyme-disease.html
2. Herbert Benson, MD, RelaxationResponse.org, www.relaxationresponse.org.
3. Amy L. Ai, PhD, Ruth E. Dunkle, PhD, Christopher Peterson, PhD, and Steven F. Bolling, MD, "The Role of Private Prayer in Psychological Recovery Among Midlife and Aged Patients Following Cardiac Surgery," The Gerontologist Vol. 38, No. 5 (Oct. 1998): 591–601, http://gerontologist.oxfordjournals.org/content/38/5/591.full.pdf
4. Harold G. Koenig, MD, "Religion and Medicine II: Religion, Mental Health, and Related Behaviors," The International Journal of Psychiatry in Medicine Vol. 31, No. 1 (2001): 97–109, www.rish.ch/mm/Koenig_%282001%29_Rel_and_Medi_II_Rel_Mental_Health_and_Related_Behaviours_IJPM_31%281%29.pdf
5. Richard Schiffman, "Why People Who Pray Are Healthier Than Those Who Don't," Huffington Post, January 18, 2012, www.huffingtonpost.com/richard-schiffman/why-people-who-pray-are-heathier_b_1197313.html
6. Gaetan Chevalier, et al., "Earthing: Health Implications of Reconnecting the Human Body to the Earth's Surface Electrons," *Journal of Environmental and Public Health* Vol. 2012 (Jan. 12, 2012), www.ncbi.nlm.nih.gov/pmc/articles/PMC3265077
7. John Diamond, MD, "Thymus Gland, The," *John Diamond, MD*, www.drjohndiamond.com/qdiamond-wikipediaq/129-thymus-gland-the
8. Abraham-Hicks, "Law of Attraction Journals," *Abraham-Hicks Publications*, www.abraham-hicks.com/lawofattractionsource/journal.php
9. Deepak Chopra, "The Real Secret to Staying Healthy For Life," *The Huffington Post*, July 30, 2012, www.huffingtonpost.com/deepak-chopra/healthy-lifestyle_b_1694029.html.
10 . Candace B. Pert, PhD, *Molecules of Emotion*, New York: Simon & Schuster, 1999, http://candacepert.com/where-do-you-store-your-emotions.
11 . Gary Craig, "What Is EFT? Theory, Science, and Uses," *Official EFT*, www.emofree.com/eft-tutorial/tapping-basics/what-is-eft.html.
12. Desonta Holder, "Health: Beware Negative Self-Fulfilling Prophecy," *The Seattle Times*, January 2, 2008, http://seattletimes.com/html/health/2004101546_fearofdying02.html.
13. Raine Sihvonen, MD, et al., "Arthroscopic Partial Meniscectomy versus Sham Surgery for a Degenerative Meniscal Tear," *New England Journal of Medicine* Vol. 369, No. 26 (Dec. 26, 2013): 2515–2524, www.nejm.org/doi/full/10.1056/NEJMoa1305189.
14. Bruce H. Lipton, PhD. *The Biology of Belief: Unleashing the Power of Consciousness, Matter, and Miracles* (Santa Rosa, CA: Mountain of Love/Elite Books, 2005), p. 111.
15. Jeff Grabmeier, "Bothered by Negative, Unwanted Thoughts? Just Throw Them Away," *Ohio State University* (Nov. 26, 2012), http://researchnews.osu.edu/archive/matthoughts.htm.

其他參考資料來源

書籍

《動能能量療法：整合核心薩滿練習，以及能量心理學應用和歷程導向心理學原則》（*Dynamic Energetic Healing: Integrating Core Shamanic Practices with Energy Psychology Applications and Processwork Principles*）作者：臨床社工師霍華德．布洛克曼／哥倫比亞出版社，2006

《開發你的醫療直覺：啟動你的天賦智慧讓自己超級健康又幸福》（*Develop Your Medical Intuition: Activate Your Natural Wisdom for Optimum Health and Well-Being*）作者：雪瑞．狄拉德／明尼蘇達州伍德伯里盧埃林出版，2015年

《女性能量療法：永保青春健康的自助寶典》作者：唐娜．伊頓、大衛．費恩斯坦／心靈工坊，2016年

《水知道答案（終結修訂版）》作者：江本勝／悅讀名品，2015年

《能量心理學的承諾：給個人帶來巨大改變的革命性工具》（*The Promise of Energy Psychology:*

Revolutionary Tools for Dramatic Personal Change）作者：大衛．費恩斯坦、唐娜．伊頓、蓋瑞．克雷格、傑瑞米．P．塔契／企鵝出版，2005

《9個實驗，印證祕密的力量》作者：潘．葛蘿特／方智，2014年

《創造生命的奇蹟：影響五千萬人的自我療癒經典（全新增訂版）》作者：露易絲．賀／方智，2012年

《這才是吸引力法則》作者：伊絲特．希克斯、傑瑞．希克斯／商周出版，2011年

《信念的力量：新生物學給我們的啟示》作者：布魯斯．立普頓／張老師文化，2009年

《慧眼視心靈：從心靈能量檢視你的身體健康》作者：凱洛琳．梅斯／遠流，2011年

《情緒分子的奇幻世界》作者：甘德絲．柏特博士／張老師文化，2011年

《愛．醫藥．奇蹟：創造醫學奇蹟的科學心靈療》作者：伯尼．西格爾／遠流，1994年

《能量療法實驗：用科學來揭露我們天賦的自癒能力》（*The Energy Healing Experiments: Science Reveals Our Natural Power to Heal*）作者：蓋瑞．E．舒瓦茲／紐約雅翠亞叢書，2008年

綜合能量心理學學會：www.energypsych.org

唐娜．伊頓：www.innersource.net

EFT宇宙：www.eftuniverse.com

蓋瑞．克雷格：www.emofree.com

＊若想知道跟萊姆病有關的資訊，請上國際萊姆暨相關疾病學會的網站：www.ilads.org；如果想參加萊姆病挑戰，請上：www.lymediseasechallenge.org。